Mittheilungen

über

die in Oberschlesien herrschende

Typhus - Epidemie.

Von

Dr. R. Virchow,
Prosector a. d. Charité-Krankenhause und Privatdocenten
a. d. Universität zu Berlin.

(Aus dem Archiv für path. Anatomie und Physiologie und für klinische Medicin. Bd. II. Heft 1.)

Berlin,
Verlag von G. Reimer.
1848.

Im Anfange dieses Jahres wurden die Zeitungsberichte über eine in Oberschlesien ausgebrochene verheerende Krankheit, welche bis dahin nur vereinzelt gekommen waren, immer zahlreicher und dringender. Das preufsische Ministerium der geistlichen, Unterrichts- und Medicinal-Angelegenheiten empfing nichtsdestoweniger von den Local-Medicinalbehörden nicht nur keinerlei Berichte über die Natur dieser Krankheit, sondern nicht einmal eine Anzeige ihres Bestehens. Als daher die Presse immer schrecklichere Detail-Nachrichten über diesen Hungertyphus publicirte, als schon ganz Deutschland von dem Hülferuf für die von Hunger und Seuche heimgesuchten Bewohner der Kreise Rybnik und Pless wiederhallte, und als endlich selbst das Ministerium des Inneren sich gezwungen gesehen hatte, aus der Indolenz, die es bis dahin den Forderungen der Civilbehörden entgegengesetzt hatte, herauszutreten so beauftragte auch der Cultusminister den Herrn Geheimen Ober-Medicinalrath Dr. Barez, „nach Oberschlesien abzugehen, um von der dort ausgebrochenen Typhus-Epidemie und den gegen dieselbe getroffenen Maafsregeln nähere Kenntnifs zu nehmen, auch den betreffenden anordnenden und ausführenden

Behörden überall, wo es ihm erforderlich zu sein schiene, mit Rath und That an die Hand zu gehen." Der Minister des Innern weigerte sich, Herrn Barez Vollmachten zum wirklichen Eingreifen mitzugeben. — Unter dem 18. Febr. erhielt der Berichterstatter gleichfalls den Auftrag von dem Cultusminister, sich in die vom Typhus heimgesuchten Gegenden zu begeben. Herr Barez „würde zu sehr in Anspruch genommen werden, als dafs er Mufse genug übrig behalten sollte, die Epidemie vorzugsweise im wissenschaftlichen Interesse einer näheren Untersuchung zu unterwerfen; gleichwohl sei es für den dem Cultusminister anvertrauten Theil der Medicinal-Verwaltung wichtig, dafs die Natur der mit so grofser Gewalt aufgetretenen Epidemie auch in wissenschaftlicher Beziehung in einer möglichst gründlichen und Erfolg versprechenden Weise untersucht werde." Diese Untersuchung wurde mir aufgetragen. Demgemäfs trat ich gemeinschaftlich mit Herrn Barez am 20. Febr. die Reise an; am 22. kamen wir nach Ratibor, gingen am 23. nach Rybnik, besuchten von da am 24. Radlin und Loslau, am 25. Geikowitz und Smollna, gingen am 26. über Sohrau nach Pless und machten von da am 28. einen Besuch in Lonkau. Hr. Barez trat dann am 29. über Nicolai und Gleiwitz seinen Rückweg nach Berlin an, während ich nach Sohrau zurückkehrte und dort bis zum 7. März verweilte. An diesem Tage begab ich mich nach Rybnik zurück, ging am 8. nach Gleiwitz und traf am 10. wieder in Berlin ein.

Die Resultate, welche mir diese Reise gewährte, mufsten natürlich in vielen Beziehungen unvollständig sein und der nachstehende Bericht macht in keiner Weise den Anspruch, eine umfassende oder auch nur ausreichende Beschreibung der Epidemie vorzustellen. Allein die aufserordentliche Gleichmäfsigkeit der oberschlesischen Zustände, die grofse Uebereinstimmung in der Erscheinungsweise der Krankheit, die grofse Zahl der gleichzeitig und an demselben Ort Erkrankten, endlich das überaus freundliche Entgegenkommen der einheimischen Aerzte und die bereitwillige Unterstützung der Localbehörden, denen beiden ich hiermit meinen herzlichsten Dank sage, machten es mir trotz der Kürze der Zeit möglich, die wesentlichsten Punkte ziemlich klar zu übersehen. Sehr gern hätte ich noch einige, besonders wichtige Fragen zur Entscheidung zu bringen gesucht, allein die mittlerweile ausgebrochene politische Erhebung machte es für mich wünschenswerth, an den Bewegungen der Hauptstadt Theil zu nehmen, und ich durfte mir aufserdem nicht verhehlen, dafs, um jene Fragen zu entscheiden, ich eine günstige Gelegenheit abwarten müsse, von der ich nicht wissen konnte, ob sie überhaupt eintreten würde. Bei der grofsen Zahl der seitdem nach Oberschlesien geschickten Aerzte werden sich gewifs solche finden, die meine Angaben, wo sie lückenhaft sind, vervollständigen und wo sie etwa fehlerhaft sein sollten, berichtigen werden. Ihre Rückkehr abzuwarten, scheint mir deshalb nicht gerathen, weil das Interesse, welches das ärztliche Publikum an dieser Frage nimmt, eine baldige Befriedigung erheischt. Zum Theil habe ich meiner Pflicht in dieser Richtung schon in einem Vortrage genügt, den ich am 15. März in der Gesellschaft für wissenschaftliche Medicin gehalten habe und an dessen Gang ich mich auch hier anschliefse.

1. Das Land und seine Bewohner.

Oberschlesien (Regierungsbezirk Oppeln) umfafst den südlich von der Neifse und dem Stober gelegenen Theil von Schlesien. Die Kreise Rybnik und Pless bilden das südlichste Stück davon, welches unmittelbar an der Grenze von Galizien und Oestereichisch Schlesien zwischen 36 und 37° östlicher Länge, 49,9 und 50,3° nördlicher Breite zwischen dem obersten Theil des Stromlaufes der Oder und Weichsel sich ausdehnt — ein Flächenraum von etwa 35 Quadratmeilen. Das Land bildet hier ein vielfach durchschnittenes zerrissenes Hochplateau, dessen Elevation über der Ostsee durchschnittlich 900—1000′ beträgt.*) Die Wasserscheide zwischen Oder und

*) Ich folge hier in meinen Angaben hauptsächlich dem Kalender für den Oberschlesischen Bergmann auf das Rechnungsjahr 1845, (Zweiter Jahrgang) herausgegeben von R. v. Carnall, wo pag. 27 sq. das aufgeschwemmte Gebirge von Oberschlesien abgehandelt ist.

Weichsel, welche dasselbe mitten durchzieht, tritt im Allgemeinen wenig hervor; in der Gegend von Sohrau, wo sie ganz aus aufgeschwemmtem Land besteht, erreicht sie eine Höhe von nur 948′; nach beiden Seiten hin, besonders ostwärts gegen das Weichselthal (Plessner Kreis) dacht sie sich sanft ab, während sie westwärts einen Höhenzug bildet, der bis Pschow (1008′) ansteigt und sich südwärts mit einer Einsenkung bis Grofs Gorzitz (853′) fortsetzt. Auf dem rechten Ufer der Oder, deren Spiegel bei der Einmündung der Olsa 673′ hoch liegt, fällt das Hochplateau ziemlich steil gegen das breite und fruchtbare Oderthal ab.

Die Ungleichheiten der Oberfläche sind theils durch Gebirgshebungen, theils durch spätere Auswaschungen bedingt. Nördlich zwischen Kosel und Grofs Strehlitz stöfst man auf die mächtige und ziemlich isolirte Basalthebung des Anna-Berges; südlich zieht sich auf der Grenze zwischen Galizien und Ungarn gegen die Bukowina hin in der Richtung von West nach Ost die jüngere Hebung der Karpathen, deren schöne blaue Kuppen (z. B. die Lissahora) man fast von jedem Punkt beider Kreise aus in unabsehbarer Reihe erblickt. Geht man in der Betrachtung der geologischen Verhältnisse weiter, so stöfst man westlich auf die Sudeten, östlich auf das Sendomir-Gebirge, und die ganze Hochebene von Oberschlesien erscheint dann als eine ungeheure Beckenausfüllung. Es ist daher sehr natürlich, dafs man an vielen Punkten ältere Gebirgsformationen bis an die Oberfläche oder doch bis auf eine geringe Tiefe heraufsteigen sieht. Grauwacke, Steinkohle, rother Sandstein und Muschelkalk, jurassische Bildungen, namentlich Thoneisenstein, denen sich die eigenthümliche Tertiärbildung des Gyps- und Mergelgebirges (dem auch das Steinsalz von Wieliczka angehört) anschliefst, bilden fast überall die Sohle des aufgeschwemmten Landes, dessen mittlere Mächtigkeit sich auf 11—13 Lachtern berechnet. Es besteht in den oberflächlichen Schichten abwechselnd aus Lehm und einem groben, wie es scheint, durch Auswaschung des Lehms entstandenen *), häufig eisenschüssigen Kies. Der erstere findet sich namentlich ausgedehnt in den südwestlichen Theilen, um Sohrau, Loslau und gegen die österreichische Grenze hin; der letztere ist vorwaltend in den östlichen und nördlichen. Beide kann man meist sehr leicht aus der Natur der Waldbäume beurtheilen, welche hier fast überall Coniferen sind, während gegen Radlin, Loslau etc. schönes Laubholz (selbst Eichen) zu sehen sind. Fast nirgends ist indefs die Bildung der Oberfläche eine für den Ackerbau vollkommen günstige, weil die thonige oder lettige Unterlage meist undurchlässig für das atmosphärische Wasser ist. **)

Der gröfste Theil der Thäler, insbesondere im Rybniker Kreise, sind Auswaschungsthäler, oft von ziemlich bedeutender Tiefe, so dafs sie nicht blos die Alluviallager durchschneiden, sondern zuweilen an ihren Rändern selbst noch Schichten der tertiären Gypsformation aufgeschlossen sind. Gewöhnlich sind die Ränder ziemlich steil, die Thäler verhältnifsmäfsig breit, von einem Bach durchflossen, der übrige Theil des Grundes von nassen Wiesen gebildet. Hie und da finden sich ausgedehnte Moorbildungen. Seen, auch grofse, sind nicht selten, ihre Ufer meist flach, so dafs sie dem an Seen mit hohen Uferhügeln gewöhnten Auge des Norddeutschen mehr das Bild ephemerer Wasseransammlungen in seichten Einsenkungen des Bodens gewähren. Das Gefälle der Bäche und kleinen Flüsse, besonders zur Weichsel, ist nicht bedeutend, und da die letztere selbst in ihrem oberen Lauf einen sehr geringen Fall hat, und sowohl sie, als die Oder bei der grofsen Nähe der Karpathen oft sehr schnell ungeheure Wassermassen empfangen,

*) Diese Ansicht von Carnall scheint mir namentlich durch den Umstand gestützt zu werden, dafs an den höheren Punkten gewöhnlich Lehm, an den tieferen Grand die Bodendecke zu bilden pflegt.

**) Auf den Wegen bilden sich daher leicht unsichere Stellen, indem die zäh in einander haftende Lehmdecke von einer vollkommen aufgeweichten Unterlage getragen wird und bei geringen Lasten sich stark einbiegt. Man belegt diese Stellen mit dem ganz bezeichnenden Namen „Lederbrücken".

so sind Rückstauungen bis in diese Thäler hinauf mit ausgedehnten Ueberschwemmungen der umliegenden Wiesen relativ häufige Ereignisse.

Die bedeutende Elevation des Landes, die grofse Nähe und die Richtung eines so mächtigen Gebirgsstockes, wie die Karpathen, heben den Einflufs, welchen die südliche Lage dieses Bezirkes (Pless liegt fast unter der Breite von Mainz) auf die Temperatur der Luft ausüben sollte, ziemlich auf. Die Roggenerndte fällt gewöhnlich in dieselbe Zeit, wie in Gegenden von Pommern, die 4° nördlicher liegen, Ende Juli, Anfang August, und der Temperaturunterschied ist so bedeutend, dafs schon im Oderthal bei Ratibor bei den Landarbeiten ein Unterschied von 8 Tagen hervortritt. Besonders ungünstig scheint in dieser Beziehung die Richtung der Vorkarpathen von West nach Ost zu sein. Während die warmen Aequatorialwinde durch das Gebirge theils abgefangen, theils an den Schneemassen, welche bis tief in den Mai zu liegen pflegen, abgekühlt werden, fangen sich dagegen die niedriger wehenden Polarströme an dem Gebirge, welches sich fast unmittelbar aus der Ebene erhebt, werden von ihm zurückgeworfen und stauen sich vor demselben. Man erzählte mir, dafs Strichregen, die mit einem Nordwestwinde ankommen, fast regelmäfsig in einen Landregen übergehen, der in kurzer Zeit sehr bedeutende Massen von Niederschlag setzt. Wie schnelle und bedeutende Wechsel in dem Zustande des Luftmeers hier vorgehen, hatte ich selbst Gelegenheit zu beobachten. In den ersten beiden Wochen, die ich in der Gegend zubrachte, war das Wetter sehr günstig, die Luft meist klar und warm, entschieden frühlingsartig. Plötzlich am Ende der 2ten Woche Schneegestöber, das immer stärker wurde und den Boden in wenig Tagen mit einer mehrere Fufs hohen Schneedecke überzog. Dabei so starker Frost, dafs während man eben erst so grundlose Wege gehabt hatte, dafs der Verkehr zu Wagen fast unmöglich war, in wenig Tagen schon überall die Schlitten gingen. Am 8. fuhr ich in einem starken Schneegestöber bei einem pfeifenden NNW zu Schlitten nach Gleiwitz; am folgenden Tage, wo ich mit der Eisenbahn nach Breslau abging, sah ich, je weiter ich nördlich kam, die Schneedecke dünner werden; hinter Breslau fand ich nur noch in Vertiefungen des Bodens etwas Schnee vor, und in der Mark war endlich auch davon nichts mehr zu bemerken. —

Aus dem Mitgetheilten geht demnach hervor, dafs alle Verhältnisse sich vereinigen, welche den Feuchtigkeitsgehalt des Bodens und der Luft vermehren. Während die Undurchlässigkeit des Landes und der leichte Rückstau der fliefsenden Wässer eine oft wiederkehrende und dann gewöhnlich lang anhaltende Quelle für die Oberflächen-Verdunstung setzt, so bedingen wiederum die häufigen und anhaltenden Niederschläge aus der Atmosphäre bei der verhältnifsmäfsig niedrigen Temperatur der Luft eine stete Erneuerung der durch Verdunstung verloren gegangenen Flüssigkeiten. —

Sehen wir uns nun die Bewohner dieses Landes an. Ganz Oberschlesien ist polnisch; sobald man den Stober überschreitet, so wird aller Verkehr mit dem Landvolk und dem ärmeren Theil der Stadtbewohner für diejenigen, welche der polnischen Zunge nicht mächtig sind, unmöglich, und nur Doll metscher gewähren eine spärliche Aushülfe. Auf dem rechten Oder-Ufer tritt diefs Verhältnifs am allgemeinsten hervor; auf dem linken haben sich zahlreiche germanische Elemente eingemischt. Diese Bevölkerung stellt den traurigen Rest des alten schlesischen Volkes dar, wie es sich in diesen peripherischen Landstrichen an den Grenzmarken deutscher Gesittung erhalten hat. Man erinnere sich nur, dafs schon vom Ende des 6ten Jahrhunderts an die Glieder der slavischen Völkerfamilie, ein bis dahin ungekanntes Geschlecht, in die Gegenden einrückten, welche die nach Westen und Süden auswandernden deutschen Stämme verlassen hatten, und dafs, während links von der Oder und um die Elbe Czechen, Wenden, Lutizier, Obotriten sich ausbreiteten, lechitische Slaven die weite Ebene in Besitz nahmen, welche das Flufsgebiet der Weichsel umfafst und von der Oder westlich begrenzt wird. Ihren Namen Polen leitet man nicht ohne Grund von *pole* her, welches Ebene bedeutet, denn was ist charakteristischer für ihr Land, als diese unendliche Ebene, welche sich von den Karpathen bis zu den Gestaden des baltischen Meeres erstreckt und über welche weithin zerstreut erratische Geschiebsblöcke, von den skandinavischen Gebirgsketten stammend, bis zu den Füfsen der Karpathen geführt worden sind? Als am Ende des ersten Jahrtausends christlicher Zeitrechnung Boleslav I. Chrobri das polnische Reich begründete, bildete Schlesien einen integrirenden Theil desselben, und erst 1163 überliefs es der vierte Boleslav seinen Neffen als ein getrenntes Reich. Durch fortwährende Theilungen zerfiel es freilich bis zum 14. Jahrhundert in 18 Herzogthümer, allein schon von den luxemburgischen Kaisern wurde ein Stück nach dem andern für die böhmische Krone erworben, bis 1339 das ganze Land von Polen förmlich an Böhmen abgetreten wurde, mit dem es später an die österreichischen Herrscher kam. Der letzte schlesische Herzog (von Liegnitz, Brieg und Wolau) aus dem Haus der Piasten starb indefs erst 1675; aus seiner Erbschaft entspann sich bekanntlich der schlesische Krieg, der den gröfsten Theil des Landes unter preufsische Herrschaft brachte, und mit dem jener unselige Streit zwischen den beiden deutschen Grofsmächten um die Hegemonie begann, der in unseren Tagen wieder aufgenommen wird, und durch die unselige Einmischung fremder Nationalitäten in deutsches Staatsleben eine so verwickelte Gestalt erhält.

Fast 700 Jahre sind also vergangen, seitdem Schlesien von Polen getrennt wurde; der gröfste Theil des Landes ist durch deutsche Colonisation und durch die Macht deutscher Cultur vollkommen germanisirt worden. Nur für Oberschlesien haben 700 Jahre nicht genügt, seinen Bewohnern das nationalpolnische Gepräge zu nehmen, welches ihre Stammesbrüder in Pommern und Preufsen so vollständig verloren haben. Freilich haben sie genügt, das Bewufstsein ihrer Nationalität zu zerstören, ihre Sprache zu corrumpiren und ihren Geist zu brechen, so dafs das übrige Volk ihnen den verächtlichen Namen der Wasserpolacken beigelegt hat, aber ihre ganze Erscheinung, die mir als ganz ähnlich derjenigen der polnischen Bevölkerung an der Niederweichsel geschildert wird, zeigt immer noch deutlich ihre Abstammung. Da sieht man nirgends jene eigenthümliche Gesichtsbildung der Russen, die man so oft als die eigentlich slavische bezeichnen hört und die so sehr daran erinnert, dafs diese Vertreter des Asiatismus die Nachbarn der Mongolen sind. Ueberall findet man schöne Gesichter, lichte Haut, blaue Augen, blondes Haar *), freilich frühzeitig durch Sorgen und Schmutz verändert, aber bei den Kindern häufig in seltener Lieblichkeit vorhanden. Auch ihre Lebensgewohnheiten erinnern überall an den eigentlichen Polen. Ihre Tracht, ihre Wohnungen, ihre geselligen Verhältnisse, endlich ihre Unreinlichkeit und Indolenz finden sich nirgends so ähnlich wieder, als bei den niedrigen Schichten des polnischen Volkes. Was insbesondere die beiden letztgenannten Eigenschaften anbetrifft, so möchte es schwer halten, sie übertroffen zu sehen. Der Oberschlesier wäscht sich im Allgemeinen gar nicht, sondern überläfst es der Fürsorge des Himmels, seinen Leib zuweilen durch einen tüchtigen Regengufs von den darauf angehäuften Schmutzkrusten zu befreien. Ungeziefer aller Art, insbesondere Läuse, sind fast stehende Gäste auf seinem Körper. Eben so grofs als diese Unreinlichkeit ist die Indolenz der Leute, ihre Abneigung gegen geistige und körperliche Anstrengungen, eine vollkommen souveräne Neigung zum Müfsiggang oder vielmehr zum Müfsigliegen, die in Verbindung mit einer vollkommen hündischen Unterwürfigkeit einen so widerwärtigen Eindruck auf jeden freien, an Arbeit gewöhnten Menschen hervorbringt, dafs man sich eher zum Ekel, als zum Mitleid getrieben fühlt. Die Vergleichung des Oberschlesiers mit dem neapolitanischen Lazaroni hat manches Wahre, so lange man an der Oberfläche der Dinge ste-

*) Ein alter (barbarischer) Schriftsteller erzählt von den Slaven: *Sunt enim Slavi proceri omnes ac robustissimi; colorem nec summe candidum habet cutis nec flavum coma, neque is plane in nigrum deficit, ac subrufus est.* (*Procop. de bello Gothico III.* c. 4.)

hen bleibt, allein sie verliert alles Gewicht, sobald man genauer zusieht.

Die Niederschlesier schreiben diese Arbeitsscheu bald der Entkräftung der Leute in Folge ihrer schlechten Ernährung, bald einem nationalen Hange zum Nichtsthun zu. Das erstere ist zum Theil richtig, allein nicht in dem Maafse und in der Ausschliefslichkeit, dafs man daraus allein die ganze Erscheinung begreifen könnte. Andererseits würde es ein schmähliches Unrecht sein, welches man der polnischen Nation, dieser so hochherzigen und jeder Aufopferung fähigen Nation zufügen würde, wenn man in ihr den wahren Grund suchen wollte. Mag immerhin der deutsche Fleifs seltener unter den Polen gefunden werden, so darf man doch nicht vergessen, unter welchen Verhältnissen, unter einem wie langen und wie gewaltigen Druck dieses unglückliche Volk geseufzt hat. Betrachten wir diese Verhältnisse einen Augenblick genauer, da sie für unsere spätere Darstellung von Bedeutung sind.

Die polnische Sprache, deren sich der Oberschlesier ausschliefslich bedient, ist gewifs nicht eine der geringsten Bedingungen seiner Gesunkenheit gewesen. Seit 700 Jahren von dem Muttervolk abgelöst, hat diese Bevölkerung keinen Theil genommen an der Entwicklung, welche, wenn auch nur in geringerem Maafse, bei jenem zu Stande gekommen ist; sie hat nichts gewonnen von der deutschen Cultur, da ihr jedes Verbindungsglied mit derselben fehlte. Erst in späterer Zeit hat man von den Schulen aus Germanisirungsversuche unternommen, allein die Mittel, welche die Regierung zu diesem Zwecke einschlug, trugen die Garantie ihrer Fruchtlosigkeit in sich. Man schickte deutsche Schulmeister von möglichst beschränktem Wissen in das polnische Land, und überliefs es nun dem Lehrer und seinen Schülern, sich gegenseitig ihre Muttersprache beizubringen. Das Resultat davon war gewöhnlich, dafs der Lehrer endlich polnisch lernte, nicht aber die Schüler deutsch. Statt dafs also die deutsche Sprache sich verbreitete, hat vielmehr die polnische die Oberhand behalten, und man findet inmitten des Landes zahllose Geschlechter mit deutschen Namen und deutscher Physiognomie, die kein deutsches Wort verstehen. Kaum ein Buch, aufser dem Gebetbuch, war dem Volk zugänglich, und so ist es denn möglich geworden, dafs mehr als eine halbe Million von Menschen hier existiren, denen jedes Bewufstsein der innern Entwicklung des Volkes, jede Spur einer Culturgeschichte abgeht, weil sie schrecklicherweise keine Entwicklung, keine Cultur besitzen.

Ein zweites Hindernifs ist die katholische Hierarchie gewesen. Nirgends, aufser in Irland und seiner Zeit in Spanien, hat der katholische Clerus eine absolutere Knechtung des Volkes zu Stande gebracht, als hier; der Geistliche ist der unumschränkte Herr dieses Volkes, das ihm wie eine Schaar Leibeigener zu Gebote steht. Die Geschichte seiner Bekehrung vom Brandwein bietet ein noch glänzenderes Beispiel dieser geistigen Hörigkeit dar, als es Pater Matthew an den Irländern geliefert hat. Die Oberschlesier waren dem Brandweingenufs in der extremsten Weise ergeben. An den Abenden, wo das Volk von den städtischen Märkten zurückkehrte, waren die Landstrafsen von Betrunkenen, Männern und Weibern, buchstäblich übersäet; das Kind an der Mutterbrust wurde schon mit Schnaps gefüttert. In einem einzigen Jahre gelang es dem Pater Stephan (Brzozowski), alle diese Säufer mit einem Schlage zu bekehren. Freilich wurden dabei alle Mittel, gesetzliche und ungesetzliche, kirchliche und weltliche in Bewegung gesetzt, Kirchenstrafen und körperliche Züchtigungen wurden ungestraft angewendet, allein die Bekehrung gelang endlich, das Gelübde wurde allgemein abgelegt und gehalten. (Vgl. den Aufsatz des Prof. Kuh in der Med. Vereinszeitung 1848, Nr. 8.) Wie grofs das Vertrauen auf die Geistlichkeit war, hat auch diese Epidemie in vollem Maafse gezeigt. Viele glaubwürdige Männer haben mich versichert, dafs die Leute mit einer gewissen Zuversicht dem Tode entgegengesehen hätten, der sie von einem so elenden Leben befreite und ihnen einen Ersatz in den himmlischen Freuden zusicherte. Wurde jemand krank, so suchte er nicht den Arzt, sondern den Priester; hülfen die heiligen Sacramente nichts, was sollte dann die armselige Arznei wirken? Diesen Zustand der Gemüther wufste die Hierarchie im Anfange der Epidemie wohl zu benutzen und nach der allgemeinen Ansicht in den Kreisen hat der Regierungs-Medicinalrath in Oppeln, Herr Lorinser Alles gethan, was geeignet war, diese Bestrebungen zu fördern. Ob es absichtlich geschehen ist oder ob eine sträfliche Unkenntnifs der localen Verhältnisse die Ursache war, läfst sich schwer entscheiden; eines von beiden aber mufste der Fall sein, denn wie konnte man zu einer Zeit, wo jeder Gebildete in den Kreisen dringend und öffentlich nach Aerzten rief, erklären, sie seien nicht nöthig und das Volk wolle sie nicht? (Vgl. den Aufsatz des Prof. Kuh in der Wochenschrift für die ges. Heilkunde, 1848. Nr. 10.) Von der Regierung geschah fast gar nichts. Statt dessen erschienen die barmherzigen Brüder aus Breslau und Pilchowitz unter ihrem Spiritual Dr. Künzer, die Zeitungen waren ihres Ruhmes voll, und wohin sie kamen, brachten sie ihre Hülfe, ihre Gaben im Namen der Mutter Kirche. So anerkennenswerth der Eifer dieser Männer gewesen ist, so war ihre Wirksamkeit doch eine sehr beschränkte. Zwei von ihnen waren Wundärzte, die übrigen waren von verschiedenen Gewerken, vom Militair etc. in die geistliche Corporation getreten, und vollkommen unfähig, ein ärztliches Urtheil zu haben. Da sie von Dorf zu Dorf zogen, so vergingen oft Wochen, ehe sie wieder an das erste Dorf kamen, oft kehrten sie gar nicht zurück, und ihre Erscheinung war dann die eines heilbringenden Engels gewesen. Von dem Augenblick an, wo das Breslauer Comité, welches die Gaben von ganz Deutschland in Empfang nahm, eine geordnete Thätigkeit in den Kreisen auszuüben begann und seine Delegirten, der Prinz Biron von Kurland und der Professor Kuh selbst in den Kreisen erschienen, als von allen Seiten Aerzte requirirt wurden, Local-Comités sich bilden, sah man sich genöthigt, den geistlichen Instituten seine Hülfe vollkommen zu entziehen; damit hörte die Thätigkeit der geistlichen Brüder mehr und mehr auf und das Vertrauen des Volkes zu den Aerzten wurde immer lebendiger. Jetzt erst schickte auch Herr Lorinser Aerzte, die sich bei ihm gemeldet hatten. Freilich hatte er sich schon vorher auf Umwegen, welche ihn leider davon abhielten, mit dem Herrn Minister Grafen Stolberg, den der König abgesandt hatte, dem Herrn Geh. Rath Barez etc. zusammenzutreffen, selbst in die Kreise begeben, allein als er hier auf einer Versammlung der Aerzte zu Nicolai über die gegen die Seuche zu ergreifenden Maafsregeln sprach, konnte ihm Prof. Kuh erwiedern, dafs das Breslauer Comité diese Maafsregeln alle schon getroffen habe. Als Herr Lorinser dann nach Sohrau kam und ihm der provisorische Magistratsdirigent, Herr von Woisky die Verlegung des Kirchhofs an's Herz legte, der fast in der Stadt gelegen, auf einem Raume von einigen 40 Quadratfufs mehr als 600 zum grofsen Theil oberflächlich begrabene Leichen enthielt, so erklärte er diefs für unnöthig, zumal da die Geistlichkeit, welche den Kirchhof in solcher Nähe zu behalten wünschen müfste, dawider sein würde. Es sei fern von mir, dafs ich einzelne Glieder dieser Geistlichkeit anschuldigen will, einen grausamen und unmenschlichen Gebrauch ihrer geistlichen Gewalt gemacht zu haben, allein es kann niemand abläugnen, dafs eine so mächtige Hierarchie, der das Volk so blind gehorcht, das Volk zu einer gewissen geistigen Entwicklung hätte bringen können, wenn sie gewollt hätte. Allein es liegt in dem Interesse der Mutter Kirche, die Völker bigott, dumm und unfrei zu erhalten; Oberschlesien ist nur ein neues Beispiel in der grofsen Reihe der alten, unter denen Spanien, Mexico und Irland obenan stehen. Die einheimische katholische Geistlichkeit hat in ihrem Eifer für das hungernde und kranke Volk grofse Opfer, selbst die der körperlichen Aufopferung nicht gescheut, und sich dadurch wesentlich von der evangelischen unterschieden, von der z. B. Hr. Pastor Wolf in Rybnik sich geweigert hat, zu Typhuskranken seiner Gemeinde in Sohrau zu kommen, um ihnen geistlichen Trost zu bringen. Allein alle diese Aufopferung, deren persönliches Verdienst ich gern und rühmend anerkenne, kann die schwere Schuld nicht sühnen, dafs man ein grofses Volk so tief in Unwissenheit, Aberglauben und Faulheit hat versinken lassen.

Die Nachtheile der Bureaukratie, welche Preufsen sonst so tief hat empfinden müssen, sind in Oberschlesien weniger aktiv hervorgetreten; wo sie Schuld an dem Unglück trägt, da ist es mehr eine negative. Es ist ein Fluch des Menschengeschlechtes, dafs es durch Gewöhnung auch das Schrecklichste ertragen lernt, dafs es an der alltäglichen Schändlichkeit das Schändliche vergifst, und dafs es kaum begreifen kann, wenn Einzelne die Vernichtung desselben anstreben. Die gebildete Bevölkerung in jenen Kreisen und mit ihnen die Behörden, deren Bereitwilligkeit und Thätigkeit ich aufserdem gern zugestehe, sind durch den täglichen Anblick dieses gesunkenen Volkes so abgestumpft, gegen ihr Leiden so indolent geworden, dafs, als nun endlich von allen Seiten Hülfe versprochen und gebracht wurde, die allgemeine Klage entstand, man würde das Volk verwöhnen. Als man denen, die gar nichts, absolut nichts zu essen hatten, 1 Pfd. Mehl für den Tag bewilligte, fürchtete man, sie würden sich verwöhnen! Kann man sich etwas Schrecklicheres denken, als dafs sich jemand an Mehl, an blofsem, reinem Mehl verwöhnen wird und dafs jemand diefs befürchten kann? Diese Gewöhnung an das Elend, diese Abstumpfung des Gefühls gegen fremdes Leiden sind so allgemein in den Kreisen, dafs ich am allerwenigsten die Localbehörden angreifen will, dafs sie ihre zum Theil recht ernsthaften und dringenden Berichte nicht noch ernsthafter und dringender gemacht haben. Wenn von Oppeln, von Breslau, von Berlin immer abschlägliche und zurückweisende Antworten einliefen, welcher preufsische Beamte würde dadurch nicht endlich zur Ruhe gebracht sein? Das Volk aber hat das Ministerium Bodelschwingh gestürzt, der Oberpräsident v. Wedell hat in feiger und schimpflicher Flucht Breslau verlassen müssen, und wenn die Regierung in Oppeln noch besteht, so hat sie es nur ihrer Unbedeutendheit und der oberschlesischen Indolenz zu verdanken. Der Herr Landrath v. Durant hat aus Rybnik wiederholte Aufforderungen bis direkt an den Minister, welches gegen den Geschäftsgang war (!), gelangen lassen, und die drohende Noth schon im Herbst 1847 bestimmt dargelegt. Was ist darauf erfolgt? Man sagte den schon ein Jahr vorher mit Schulden belasteten Kreisständen, sie sollten doch selber helfen, und in Rybnik begegneten sie auf ihren Geschäftsreisen 2 Delegirte der Regierung von Oppeln, von denen der eine beauftragt war, die Privatwohlthätigkeit zur Abhülfe der Noth aufzustacheln, während der andere die Steuersätze erhöhen sollte. Es war nämlich auf dem ersten vereinigten Landtage beantragt worden, behufs einer gerechteren Vertheilung der Steuern die höheren Sätze der Klassensteuer zu erhöhen und die niederen zu ermäfsigen; die Regierung erhielt darauf die Anweisung, wie man mir erzählt, diesem Wunsche nachzukommen, nur mit der Beschränkung, dafs die niederen Sätze beibehalten würden. — Wenn demnach von der Verwaltung auch noch in den letzten Zeiten direkte Mifsgriffe begangen worden sind, so ist doch der Hauptvorwurf, den sie zu tragen hat, der, dafs sie zur rechten Zeit nichts gethan hat und dafs sie mit sehr unvollkommenen Mitteln erst eingeschritten ist, als es für Viele zu spät war. Hie und da wurden mir Geschichten von exekutivischer Eintreibung der Steuern erzählt, welche die Jammerscenen von Irland noch hinter sich liefsen, allein bei vielfacher Nachfrage ist mir die Ueberzeugung geworden, dafs solche Fälle nur ausnahmsweise vorgekommen sind. Am gröfsten war die Noth auf den königlichen Domainen im Rybniker Kreise, und da gerade unsere Gesetzgebung den Dominialbeamten die gröfste direkte Gewalt gestattet, so mufsten sich hier auch die Verhältnisse für die Bewohner am ungünstigsten gestalten. — Gewifs würde es ein sehr schwieriges Unternehmen gewesen sein, ein seit Jahrhunderten vernachlässigtes und von der Hierarchie darnieder gehaltenes Volk aus seiner Versumpfung in die Höhe zu bringen; die Mittel hätten grofsartige sein müssen, aber der Erfolg würde auch ein sehr befriedigender gewesen sein. Männer, welche die oberschlesische Bevölkerung sehr genau kennen und ihre Bildungsfähigkeit zu beurtheilen verstehen, wie die Herrn Professoren Göppert und Purkinje in Breslau, der Herr Oberbergrath v. Carnall etc. sprechen sich aufs bestimmteste für ihre Culturfähigkeit aus. Da aber die Schulen, die Communikationsmittel, der Ackerbau, die Gewerbsthätigkeit darnieder lagen, so konnte füglich keine von innen herauskommende Entwicklung erwartet werden. Der Reichthum des Landes an Gegenständen des Bergbau's, namentlich an Steinkohlen, Thoneisenstein, Galmei und Gyps ist so bedeutend, dafs das Verfahren dieser Produkte oder, wie man sich in Oberschlesien allgemein ausdrückt, die Vekturanz einen grofsen Theil der Bevölkerung ernährt. Freilich kann der einzelne Fuhrmann bei der Kleinheit und Schwäche der Pferde und der Wagen nur sehr wenig Fracht fortschaffen und der Gewinn ist sehr unbedeutend; nichts destoweniger ernähren sich Viele davon. Wäre es nun nicht die erste Aufgabe der Regierung gewesen, die Wege zu verbessern? Trotz der Dringlichkeit einer solchen Verbesserung ist nichts geschehen, und als ich in Oberschlesien war, bildeten die Wege nur zusammenhängende Moräste. — Die Gewerbthätigkeit in den Städten, besonders die Fabrikation von Linnenwaaren und Tuch war früher ziemlich bedeutend, und in Sohrau allein bestanden 150 Webstühle für Linnen, welche 600 Menschen ernährten. Diese Produkte fanden ihren fast ausschliefslichen Absatz in dem Freistaat Krakau; mit der Einverleibung desselben in das österreichische Territorium hörte plötzlich diese Industrie auf. Gleichzeitig damit wurde eine andere Erwerbsquelle abgeschnitten. Die Seen und Teiche im Plessner und Rybniker Kreise sind aufserordentlich fischreich. Von diesen Fischen wurden ungeheure Quantitäten auf der Weichsel nach Warschau geführt, so dafs einzelne Besitzer von Fischteichen jährlich bis gegen 3000 Thlr. dafür einnahmen. Als Krakau österreichisch wurde, machte der hohe Zoll, den man auf die Fische legte, diesen Handel unmöglich. — Diese kurzen Andeutungen werden genügen, zu zeigen, wie die Regierung durch die ungeheuerste Vernachlässigung dieses Landes, durch eine gleich saumselige innere und äufsere Politik sowohl die geistige als die materielle Hebung des Volkes unmöglich gemacht hat. —

Es bleibt uns endlich noch das Verhältnifs der ländlichen Bevölkerung zu den gröfseren Grundbesitzern zu betrachten, welches sich hauptsächlich in der Robot-Angelegenheit concentrirt. Ich kann mich darüber kurz fassen, da es schon wiederholt und mit grofser Wahrheit in den öffentlichen Blättern besprochen worden ist. Mehr, als in irgend einem Theile der östlichen Provinzen Preufsens, findet sich in Oberschlesien eine Aristokratie mit ungeheurem Grundbesitz, und mehr als in irgend einem Theile von Preufsen überhaupt, hält sich diese Aristokratie fern von ihren Besitzungen auf, dem Beispiel des irischen Adels folgend. In den Hauptstädten (Breslau, Wien, Berlin etc.) oder aufserhalb Deutschlands verschwendet ein grofser Theil derselben ungeheure Geldsummen, die fort und fort dem Lande entzogen werden. Woher aber soll eine Entwicklung des Wohlstandes in einem Lande kommen, welches immer nur den Ertrag seiner Thätigkeit nach aufsen abgiebt? Ein Theil des Landvolks war schon durch die frühere Gesetzgebung seiner drückendsten Lasten gegen die grofsen Grundbesitzer enthoben und dieser befindet sich in der That in einer günstigeren materiellen Lage. Allein der gröfste Theil der ganz „kleinen Leute", namentlich die grofse Zahl der sogenannten Häusler hatte bis vor wenigen Jahren noch alles Mifsgeschick der Roboten zu ertragen. Diese armen Leute waren 5, 6 Tage in der Woche verpflichtet, der Grundherrschaft Handdienste zu thun, und kaum blieb ihnen ein Tag übrig, an dem sie ihr kleines Feld, ihr Haus, ihre Familie besorgen konnten. (Vgl. Breslauer Zeitung 1848. Nr. 59. Beil. I.) Was sollten sie an einem Tage in der Woche, an 52 Tagen in einem Jahre Grofses erwerben? Was sie in der Woche, in dem Jahr gewannen, reichte nothdürftig aus, die ersten Lebensbedürfnisse der Woche, des Jahres zu befriedigen. Was soll man aber von einem Volk erwarten, das seit Jahrhunderten in so tiefem Elend um seine Existenz kämpfte, das nie eine Zeit gesehen hat, wo seine Arbeit ihm zu Gute kam, nie die

Freude des Besitzes, nie die Genugthuung des eigenen Erwerbes, des Lohns für mühselige Arbeit gekannt hat, das die Frucht seines Schweifses immer nur in den Säckel der Grundherrschaft fallen sah? Es ist ganz natürlich, dafs solch' ein unglückliches Volk den Gedanken an bleibenden Besitz überhaupt aufgegeben hatte, dafs es, nicht für den morgenden Tag, nein, nur für den heutigen zu sorgen gelernt hatte. Nach so vielen Tagen der Arbeit, welche nur für den Wohlstand Anderer geschehen war, was war natürlicher, als dafs es da den Tag, den es frei hatte, zum Ausruhen, zum Müfsiggang, zum Schlummern auf dem geliebten Ofen benutzte? was natürlicher, als dafs es die Arbeit für den Grundherrn, die ihm gar nichts einbrachte, lässig ausführte und nur durch besondere Anregung zu einer energischen Thätigkeit angefeuert werden konnte? Eine solche Anregung bildete namentlich der Schnaps, dem es mit Leidenschaft zugethan war, in dem es eine Quelle des Vergessens, der augenblicklichen freudigen Erhebung fand. Alle Angaben der Einheimischen stimmen darin überein, dafs, als mit dem Enthaltsamkeits-Gelübde auch dieses Mittel wegfiel, die Trägheit zunahm und alle Freude aus dem Volk hinschwand. Als nun endlich vor 2 Jahren durch eine neue Gesetzgebung die Ablösung der Handdienste gegen die Abtretung von Acker etc. an die Grundherrschaft herbeigeführt wurde, als dieses getretene und niedergebeugte Volk seit Jahrhunderten, nein seit Anfang seines Erscheinens in der Geschichte den Tag der persönlichen Freiheit über sich angebrochen sah, sollte es da etwa diesen Tag begrüfsen, wie der kräftige Mann, der im Vollgefühl seiner Freiheit durch feindliche Gewalt eingekerkert war, die Thüren seines Gefängnisses gesprengt sieht? Was konnte ein Volk, das seine freie Zeit nur dem Müfsiggange zu widmen gewohnt war, anders thun, als seine Tage, die nun alle frei waren, alle dem Müfsiggange, der Faulheit, der Indolenz widmen? Niemand war da, der als sein Freund, sein Lehrer, sein Vormund es bei den ersten Schritten auf der neuen Bahn unterstützte, unterwies, leitete; niemand, der ihm die Bedeutung der Freiheit, der Selbstständigkeit gezeigt, der es gelehrt hätte, dafs Wohlstand und Bildung die Töchter der Arbeit, die Mütter des Wohlseins sind. Früher hatte es im Interesse der Grundherrschaft, die der Hände bedurfte und der die Kraft dieser Hände ein Aequivalent des Kapitals ausmachte, gelegen, die absolute Verarmung und den Hunger von den Trägern dieser Hände abzuhalten; als die Ablösung der Handdienste vollzogen war, lag kein materieller Grund mehr vor, der Verarmung und dem Hunger vorzubeugen. Sorge nun jeder für sich! denn die Verbrüderung der Kraft setzt die Verbrüderung der Interessen voraus! —

Treten wir mit diesen Erfahrungen, mit denen man die von Johannes Ronge, der lange in Oberschlesien gelebt hat, vergleichen mag (Deutscher Zuschauer, 1848. Nr. 10.), an die früher aufgeworfene Frage, ob die Unreinlichkeit, die Faulheit und Indolenz der oberschlesischen Bevölkerung als national-polnische Eigenthümlichkeit aufzufassen sind, so können wir dieselbe nur verneinen. Es ist möglich, dafs auch bei andern Gliedern dieser unglücklichen Nation die Last der Verhältnisse ähnliche, traurige Resultate hervorgebracht hat; es liegt nicht in meinen Erfahrungen, darüber zu urtheilen. Aber ich halte mich durch eigene Anschauung überzeugt und zu dieser Ueberzeugung berechtigt, dafs es den Oberschlesiern weder an Arbeitskraft, noch an Intelligenz fehlen würde, wenn man sich die Mühe nähme, ihre schlummernden Eigenschaften zu wecken. Das Volk, wie es jetzt ist, körperlich und geistig schwach, bedarf einer Anleitung, einer Art von vormundschaftlicher Leitung. Wohlstand, Bildung und Freiheit bedingen sich gegenseitig, und so umgekehrt Hunger, Unwissenheit und Knechtschaft, wie das Struve (im deutschen Zuschauer) sehr richtig hervorgehoben hat. Man zeige diesem Volke durch Beispiel und eigene Erfahrung, wie der Wohlstand aus der Arbeit hervorgeht; man lehre es Bedürfnisse kennen, indem man ihm den Genufs leiblicher und geistiger Güter gewährt; man lasse es theilnehmen an der Kultur, an der grofsen Bewegung der Völker, und es wird nicht zögern, aus diesem Zustande der

Unfreiheit, der Knechtschaft, der Indolenz hervorzutreten und ein neues Beispiel von der Kraft und Erhebung des Menschengeistes zu liefern. Die plötzliche Bekehrung einer so grofsen Bevölkerung von der ärgsten Völlerei zu der vollkommensten Enthaltsamkeit vom Brandweingenufs hat, wie **Kuh** sehr schön gesagt hat, gezeigt, „dafs der ursprüngliche Adel der menschlichen Natur sich nie ganz verläugnet." Und dennoch war dieser Sieg eine Entbehrung, eine Entäufserung der letzten Quelle des Genusses, welche dem armen Volk noch geblieben war. Welche Garantie bietet ein solcher Sieg der Möglichkeit eines Kampfes um wirkliche Güter, um positive Mittel des Genusses, um die wahren Schätze des Menschengeschlechtes! Welch' erhebender Anblick mufs es sein, wenn dieses Volk, nachdem es Jahrhunderte hindurch die schwersten Fesseln getragen hat, zum ersten Mal aufsteht, wie ein junger Riese, sein Haupt aufrichtet und die kräftigen Glieder rührt! Gewifs, es ist der Mühe werth, dafs ein wohlwollender und umsichtiger Staatsmann die Lösung einer solchen Aufgabe versucht. Die Medicin, als eine sociale Wissenschaft, als die Wissenschaft vom Menschen, hat die Pflicht, solche Aufgaben zu stellen und ihre theoretische Lösung zu versuchen; der Staatsmann, der praktische Anthropolog, hat die Mittel zu ihrer Lösung zu finden. Wir werden späterhin noch einmal darauf zurückkommen. —

Bevor wir nun an die Epidemie selbst gehen, bleiben uns noch einige Bemerkungen über die Wohnungen und die Nahrung der Oberschlesier zu machen.

Was zunächst die W o h n u n g e n anbetrifft, so sind diese auf dem Lande und den Vorstädten überall dem niedrigen Kulturzustande des Volks entsprechend. Es sind ohne Ausnahme Blockhäuser; die Wände aus über einander gelegten Balken, die innen und zuweilen auch aufsen mit Lehm bestrichen sind, die Dächer aus Stroh gemacht. Schornsteine finden sich fast überall vor; die Fenster sind meist klein und nur zum geringsten Theil zum Eröffnen eingerichtet. Ställe und Scheunen haben nur die Wohlhabenden; meist umfafst das Haus gleichzeitig Wohnung, Stall und Vorrathsräume. Das Wohnzimmer ist gewöhnlich klein, 6, 8 — 12 Fuſs etwa im Geviert, meist 5 — 6 Fuſs hoch; der Fuſsboden aus Lehm gemacht, die Decke aus Brettern mit nach unten vorspringenden Balken. Einen groſsen Theil des Raums nimmt der Ofen mit seinen vielen Anhängen ein; unter den letzteren ist namentlich ein sogenannter Zigeunerofen, auf dem gekocht wird, und eine platte, aus Backsteinen aufgemauerte Erhöhung, auf der ein Theil der Bewohner seine Feierstunden zubringt und schläft, zu erwähnen. Den besten Platz des übrig bleibenden Raums pflegt, wo der Wohlstand noch so groſs ist, eine Kuh oder eine Kuh mit einem Kalbe einzunehmen. Das Uebrige ist mit dem dürftigen Mobiliar, unter dem eine Handmühle besonders zu erwähnen ist, und den meist mit Federkissen versehenen Bettstellen besetzt. Die letzteren genügen indeſs fast nie für das Bedürfniſs der Einwohner, deren Zahl für solche Wohnungen 6, 8, 10 — 14 zu betragen pflegt; die übrigen schlafen auf dem Ofen, auf den Ofenbänken oder auf Stroh an der Erde. Der einzige Schmuck dieser Zimmer besteht in einer groſsen Schaar von Heiligenbildern, welche wohleingerahmt in langer Reihe über den Fenstern zu hängen pflegen. — Man wird aus dieser kurzen Schilderung das Elend und die Nachtheile solcher Wohnungen leicht abnehmen. Die Ausdünstungen so vieler Menschen und des Viehs, die Wasserdämpfe, welche sich in einer während der Wintermonate meist auf 18 — 20° R. gehaltenen Temperatur der Luft beimischen, erzeugen jedem, der daran nicht gewöhnt ist, in der kürzesten Zeit Kopfweh. Der Lehm, aus dem der Fuſsboden besteht, und mit dem die Wände innen überzogen sind, ist häufig so feucht, daſs zahlreiche Pilze darauf wachsen. Ja ich habe Wohnungen gesehen, in welche das schmelzende Schneewasser eingedrungen war und 1′ hoch den Boden bedeckte, ohne daſs die Bewohner daran dachten, es zu entfernen; sie hatten Bretter darüber gedeckt! Unter dem Hauptbett befindet sich endlich bei vielen eine kellerartige Vertiefung zur Aufbewahrung von Kartoffeln etc., welche das ihrige zur Luftverderbniſs beiträgt.

Der gröfste Theil dieser Uebelstände ist, wie sich sicher annehmen läfst, uralt; einzelne, namentlich die grofse Ueberfüllung der Wohnungen mit Menschen (*encombrement*) haben aber in den letzten Jahren sehr zugenommen. Herr Landrath v. Durant hat die Güte gehabt, mir ein amtliches Verzeichnifs der ländlichen Wohnungen und der Einwohner des Rybniker Kreises für die Jahre 1834 und 1847 zu übergeben, aus denen sich diefs sehr klar ergiebt:

		1834	1847
1.	Kirchen und Schulen	30	76
2.	Staats- und Gemeindehäuser	100	22
3.	Wohnhäuser	5544	6396
4.	Fabriken und Magazine	258	231
5.	Ställe, Scheunen und Schuppen	3454	4260
		9386	10985
	Bevölkerung (incl. der Städte)	42303.	59320.

Nimmt man nun blofs die Wohnhäuser, so ergiebt sich in einem 13jährigen Zeitraum eine Vermehrung derselben um 852, während die Bevölkerung um 17017 Menschen stieg. Es kamen 1834 etwas weniger als $7\frac{1}{2}$ Mensch auf eine Wohnung, 1847 etwas mehr als $9\frac{1}{2}$, und die Vermehrung der Wohnungen zu der Vermehrung der Volkszahl steht in dem ungünstigen Verhältnifs von 1: 20. Wollte man das Verhältnifs von 1834 (1:7,5) als ein normales annehmen, was es nach den mitgetheilten Thatsachen nicht ist, so würde sich, um diefs Verhältnifs zu erhalten, die Zahl der Wohnungen bis 1847 um 2268 haben steigern müssen, während sie faktisch sich nur um 852 vermehrt hat. Es liegt demnach auf der Hand, dafs mit jedem Jahre die hygienischen Verhältnisse ungünstiger geworden sind.

Während so die Häuser der niederen Bevölkerung überall noch dem primitiven Zustand der Blockhäuser entsprechen, so sieht man in den Städten unmittelbar daran gutgebaute steinerne Häuser. Die Zwischenstufen, welche die deutschen Städte charakterisirt, die Verbindung der Balkenlage mit Mauern, das Haus aus Fachwerk fehlt hier ganz, zum Zeichen, wie überhaupt die Bevölkerung diese Zwischenstufe der Cultur, die allmähliche Entwicklung der Bedürfnisse des geselligen Lebens nicht gekannt hat, indem der ärmere Theil immer noch unter derselben steht, während der wohlhabendere, germanisirte oder eingewanderte dieselbe direkt übersprungen hat.

Endlich ist noch die Lage der Wohnungen zu besprechen. Fast überall sind die Dörfer und Städte in Thalniederungen angelegt, wie in der ganzen norddeutschen Ebene und auch anderswo. Den höchsten und günstigsten Punkt nimmt die Kirche ein; nächstdem folgen die Häuser der Wohlhabenden, die eigentliche Stadt oder auf dem Lande die Bauerhöfe; am tiefsten, zuweilen mitten auf der Wiese, liegen die Wohnungen der Häusler, und von den Städten ziehen sich in den Thälern weithin die Vorstädte fort. Bei jeder Ueberschwemmung, bei jeder Vermehrung des Wassers sind diese niedriggelegenen Wohnungen daher am meisten ausgesetzt. — Die Ausdehnung der Dörfer und Vorstädte ist dabei gewöhnlich eine relativ ungeheure; die einzelnen Wohnungen stehen so weit auseinander, dafs ein Dorf von 1500 Einwohnern gewöhnlich eine halbe bis eine ganze Meile lang ist. —

Ein anderer wesentlicher Punkt ist die Nahrung der Leute. Gewöhnlich heifst es von den Oberschlesiern, und das ist selbst in den Kreisen die gewöhnliche Phrase der Gebildeten, dafs sie sich einzig und allein von Kartoffeln genährt hätten. Nach den Erkundigungen, die ich zum Theil bei den Leuten selbst, zum Theil bei erfahrenen Beamten, von denen ich nur den Herrn Landrath v. Hippel in Pless erwähnen will, eingezogen habe, ist das nicht ganz wahr. Allerdings haben die Kartoffeln seit Menschengedenken den Hauptbestandtheil der Nahrung ausgemacht, und die Beschreibungen von der Quantität von Kartoffeln, die der Einzelne zu sich genommen haben soll, grenzen an's Unglaubliche. Allein daneben sind noch zweierlei Dinge zu erwähnen: Milch und Sauerkraut. Bei Vielen sind allerdings die Milch und die daraus gewonnenen Artikel (Butter und Käse) zum Verkauf gebracht worden, allein Viele haben doch auch Milch genossen, Alle haben die Buttermilch und die von der Käsebereitung übrig gebliebenen Molken gebraucht. Daneben ist Sauerkraut ein sehr gesuchtes Nahrungsmittel gewesen, und ich selbst habe noch in den Zimmern der Wohlhabenden grofse Fässer, damit angefüllt, vorgefunden. Cerealien sind immer in sehr geringer Menge gebaut worden und eigentliches Brod hat nicht zu den gangbaren Lebensmitteln gehört. Wo man Amylaceen anwendete, da geschah es nur als Zusatz zu andern Dingen oder man machte davon ziemlich schlechte brodartige Gebäcke. Hie und da fand ich in den Häusern allerdings einen Backofen und gutes, obwohl grobes Brod, allein diefs bildete in keiner Weise die Regel. Nach der allgemeinen Angabe bestand die Lieblingsspeise der Oberschlesier in einem Gericht, das aus allen den genannten Substanzen zusammengesetzt war, nämlich aus Sauerkraut, Buttermilch, Kartoffeln und Mehl, genannt Żur (gesprochen *jour*). Fleischgenufs gehörte zu den gröfsten Ausnahmen.

In dem Maafse, als sich nun die Noth ausbreitete und drückender wurde, mufste sich natürlich auch die Ernährung kümmerlicher gestalten. Die Kartoffeln fehlten den Meisten bald, das Mehl gleichfalls; nicht lange, so sahen sich die Armen genöthigt, ihre Kuh zu verkaufen, — kurz, es blieb endlich nur das Kraut übrig. Da indefs der Vorrath an Oleraceen bald ausging, so griff man zu Surrogaten und nahm grünen Klee, Quecken, kranke und faule Kartoffeln etc. Viele verhungerten dabei direkt; viele geriethen in einen Zustand der Atrophie, der erbarmenswürdig war. Endlich schritt die Regierung ein Ihre Hülfe bestand darin, dafs sie Mehl und Salz lieferte, und zwar von dem ersteren im Rybniker Kreise 1 Pfd. für den Tag und die Person, im Plefsner $1\frac{1}{2}$ Pfd., da die Ansichten der Behörden und Localcomités über das Quantum verschieden gewesen waren. Was sollten nun die armen Leute mit diesem Mehl machen? Sie hatten weiter nichts, auch kein Geld, um sich etwas dazu zu kaufen. Ganz natürlich fabricirten sie Dinge, welche der bisherigen Richtung ihrer Kochkunst entsprechend waren. Sie machten daher zunächst eine Art Żur, d. h. sie rührten Mehl und Wasser in einem grofsen Topf zusammen, fügten dazu etwas Sauerteig oder Essig, stellten das Ganze Abends auf den Ofen und genossen es im Laufe des folgenden Tages. Nächstdem bereiteten sie eine Art von Bród (placzki), indem sie einen leicht aufgegangenen Teig in eine platte Form brachten und auf der Ofenplatte äufserlich betrocknen liefsen. Weder das eine, noch das andere war für unsere Zungen irgendwie geniefsbar, wie sich jeder leicht wird vorstellen können. Dabei betrug die Zahl der Hülfsbedürftigen, welche voraussichtlich gegen 6 Monate auf diese Weise zu ernähren waren, allein im Rybniker Kreise gegen 20000, d. h. $\frac{1}{3}$ der gesammten Bevölkerung! denn es war nicht daran zu denken, dafs diese Bevölkerung in sich selbst die Mittel zu ihrem Unterhalt finden sollte. Abgesehen von dem, immerhin doch nur geringen Theil, der im Bergbau und in der Vekturanz eine einigermafsen ausreichende Erwerbsquelle hatte, konnte man nicht erwarten, dafs Ackerbau und Viehzucht bis zum nächsten Herbst etwas Erhebliches liefern würden. Ueberall fehlte es an der Aussaat, das Vieh war zum grofsen Theil verkauft. Aber selbst wenn beides nicht der Fall gewesen wäre, so würde man darauf nur wenig haben rechnen können, da auch diese Culturzweige in dem erbärmlichsten Zustande von der Welt waren. Enthielt doch selbst die Viehzucht noch ein besonderes Moment zum Müfsiggang, da jeder sein Vieh selbst hütete und es daher fast eben so viel Hirten, als Stücke Vieh gab. —

Diese Bemerkungen glaubte ich vorauf schicken zu müssen, um mir späterhin das Verständnifs zu sichern. Man wird sich daran überzeugt haben, dafs der Zustand der oberschlesischen Bevölkerung so grauenhaft jammervoll ist, dafs, wenn man nur wenige Worte darüber sagen wollte, jeder Fremde eine solche Schilderung für übertrieben halten müfste. Man mufs aber diesen Zustand kennen, wenn man die vorliegende Epidemie einigermafsen richtig beurtheilen will.

2. Die endemischen Krankheiten und die Entwickelung der Epidemie.

Nach der übereinstimmenden Angabe aller einheimischen Aerzte sind Typhen, Wechselfieber und Ruhren die endemischen Krankheiten, ohne welche kein einziges Jahr hingeht. Was zunächst die Wechselfieber anbetrifft, so sind sie so allgemein, dafs man kaum jemanden findet, der nicht daran gelitten hätte. Sie kamen zu allen Zeiten des Jahres vor, besonders häufig aber nach Ueberschwemmungen in den tiefer gelegenen Ortschaften. Die gewöhnlichen Formen gehen mit dem tertianen, seltner mit dem Quartan-Typus einher; letztere enden gewöhnlich in Wassersucht; beide sind häufig mit Complicationen verschiedener Art (gastrischen, nervösen etc.) verbunden. Die gewöhnliche Behandlung, welche die Leute selbst vornehmen, ist der reichliche Genufs von Buttermilch, wonach, wie sie mich allgemein versicherten, das Fieber sehr bald zurückträte. Fast alle indefs, die ich genauer untersuchen konnte, hatten Vergröfserungen der Milz zurückbehalten und ein blasses kachektisches Aussehen.

Die Ruhren treten gewöhnlich im Spätsommer auf, finden sich in grofser Zahl und häufig mit dem sogenannten inflammatorischen Charakter, so dafs sie nicht selten tödtlich enden.

Ueber die Typhen lauten die Angaben nicht so übereinstimmend. Die Mehrzahl der Aerzte behauptet entschieden, es sei nicht der gewöhnliche, abdominale, Ileo-Typhus (fièvre typhoïde); vielmehr träten die Bauchsymptome fast ganz zurück und auch die Kopferscheinungen erreichten eine geringere Intensität. Leider ist in den Kreisen nie eine Sektion gemacht worden, so dafs von dem eigentlich anatomischen Standpunkt eine Entscheidung unmöglich ist. Herr Dr. Lemonius, früher in Königshütte, jetzt in Beuthen (der Beuthener Kreis grenzt östlich an den Plefsner), schreibt mir: „In den wenigen Sektionsfällen, die mir geworden sind, fand ich in einzelnen allerdings den vollständigen Typhus-Procefs, in anderen gar nichts, als eine grofse Erschlaffung des Darms, namentlich grofse Blutleere, so wie in den Unterleibsorganen im Allgemeinen." Herr Dr. Polkow in Ratibor erzählte mir, dafs er früher bis zum November 1847 den gewöhnlichen Typhus mit Darmgeschwüren gefunden habe; spätere Sektionen dagegen hätten die Darmschleimhaut ganz frei gezeigt. Herr Haber, ein sehr geschickter Wundarzt in Rybnik, will früher in Neifse bei Soldaten aus Oberschlesien dieselbe Form des Typhus gesehen haben, und hier habe die Sektion Geschwürsbildung nachgewiesen. — Leider sind alle diese Mittheilungen nicht bestimmt genug, um daraus vollgültige Schlüsse machen zu können; die Wissenschaft wird von den oberschlesischen Aerzten noch sehr wesentliche Aufschlüsse und genauere Beobachtungen für die Zukunft fordern müssen.

Selbst eine allgemein genaue Symptomotologie der endemischen Typhen habe ich nicht feststellen können. Ein masernartiges Exanthem wollten nur die Herren Haber, Willim aus Pilchowitz und Dr. Raschkow in Loslau gesehen haben, während alle Uebrigen es leugneten. Heftiges Fieber mit ungeheurer Muskelschwäche und häufigem Bronchialkatarrh wäre das Gewöhnliche; Durchfälle und Meteorismus sehr selten, Exaltation der Nerven-, insbesondere der Gehirnthätigkeit nur ausnahmsweise vorhanden. — Diese Typhen kommen das ganze Jahr hindurch vor, besonders häufig aber im Frühjahr und Herbst. Nach der Erfahrung des Herrn Haber entwickeln sie sich in nassen Jahren, wo es viel geregnet, fast gar nicht; dagegen brechen sie gewöhnlich sehr schnell in Familien aus, welche neue Wohnungen, in denen der Lehm an den Wänden und dem Fufsboden noch nicht ganz trocken ist, bezogen haben. Zuweilen erheben sie sich zu epidemischer Ausbreitung, wie das z. B. nach der Angabe des Hrn. Kreisphysikus Kunze in Rybnik vor 15 Jahren der Fall gewesen ist. —

Von exanthematischen Krankheiten zeigen sich namentlich Masern sehr häufig und in grofser Verbreitung.

Von besonderem Interesse ist unter den eigentlich endemischen Affektionen noch der Weichselzopf, der namentlich in der Weichsel-Niederung, aber auch weiter hinauf am rechten Oder-Ufer vorkommt. Ich selbst habe in Lonkau und Sohrau die exquisitesten Fälle davon gesehn.

Skrophulose und Tuberkulose sind trotz der Kartoffelnahrung und der schlechten Wohnungen sehr selten. Obwohl ich in den Städten und auf dem Lande, in Privat-Wohnungen und Krankenhäusern eine aufserordentlich grofse Zahl von Kranken aus den ärmeren Ständen gesehen habe, so ist mir doch kein einziger Fall von Phthise vorgekommen, und die Angaben der Aerzte stimmen vollkommen damit überein. Genaue statistische Uebersichten sind leider weder über die Erkrankungen, noch über die Todesfälle zu erlangen. Bei den Kindern sind sehr dicke Bäuche keine Seltenheit, allein nie sind sie dabei atrophisch, nie fühlt man vergröfserte Drüsen durch. (Ich spreche natürlich nicht von atrophischen Kindern mit Ascites, die ich freilich auch gesehen habe.)

Uebersieht man diese, wie auch immer unvollkommenen Angaben, welche indefs in dieser unvollkommenen Gestalt wenigstens als sicher betrachtet werden dürfen, so wird man sich nicht enthalten können, daran einige nahe liegende Betrachtungen über das Verhältnifs der berührten Krankheiten unter einander und über ihre Beziehung zu den örtlichen Zuständen anzuknüpfen.

Abgesehen von dem Weichselzopf, auf dessen dunkle Geschichte einzugehen wir verzichten müssen, treten uns als endemische Zubehöre desselben Bodens Wechselfieber, Typhen und Ruhren entgegen, häufig neben einander, meist jedoch so, dafs zu gewissen Zeiten die eine oder die andere derselben vorherrscht; skrophulöse und tuberkulöse Krankheiten sind in demselben Maafse selten. Jedermann wird in dieser einfachen Nebeneinanderstellung gewifs sogleich an das hauptsächlich von der naturhistorischen und in der letzten Zeit von der jungen Wiener Schule vertretene, praktisch höchst wichtige Gesetz von der Ausschliefsungsfähigkeit zwischen Wechselfieber und Tuberkulose erinnert werden. Ohne mich in das Einzelne dieser weitläuftigen Frage einzulassen, glaube ich doch soviel sagen zu müssen, um voreilige Schlüsse aus meinen Angaben fern zu halten. Bekanntlich (obwohl Viele diefs nicht zu kennen scheinen) haben die genaueren Untersuchungen über die Richtigkeit des erwähnten Gesetzes bis jetzt kein sehr günstiges Resultat ergeben. In Holland und Belgien (dem Rheindelta der Naturhistoriker), in Frankreich und Brasilien finden sich Wechselfieber und Tuberkulose nicht selten familienhaft neben einander. In Amsterdam habe ich mich selbst durch die Güte meines Freundes Dr. Schneevogt in dem von ihm dirigirten Buiten-Gasthuys überzeugt, wie Leute mit florider Tuberkulose Wechselfieber bekamen, das dem Verlauf der ersteren Krankheit keinen Eintrag that, und wie andererseits während der Herrschaft einer furchtbaren Wechselfieber-Epidemie (1846—47) in den eigentlichen Fiebernestern selbst Tuberkulosen zur Entwicklung kamen. In Rochefort, einem der ärgsten Fiebernester, fand A. Lefèvre (*Gaz. des hôp. 1845. Sept. Nr. 105.*) unter 605 Autopsien 105 Tuberkulosen der Lungen und 27 anderer Organe. Aufser Boudin, auf den ich zurück kommen werde, und einzelnen Anderen sind es fast nur die italienischen Aerzte, welche Bestätigungen des Ausschliefsungsgesetzes geliefert haben. Namentlich auf dem Congrefs der italienischen Gelehrten von 1846 wurde die Frage vielfach ventilirt und Buffalini stellte schliefslich den Satz auf, dafs gegentheilige Angaben nur von Ländern hergenommen sein könnten, wo die Fieber sehr gutartig seien, dafs dagegen überall, wo sich Wechselfieber mit Heftigkeit entwickelten, eine lange Dauer hätten und leicht perniciös würden, immer ein Antagonismus beobachtet werde. Das Beispiel von Holland widerlegt diese Behauptung hinlänglich; es fragt sich aber, ob nicht eine Vermittelung zwischen diesen widersprechenden, immerhin doch aus der Beobachtung hergeleiteten Angaben herzustellen ist. Mir scheint es, als ob dies bei einer genaueren Betrachtung der Detail-Verhältnisse allerdings möglich sei. Wenn man bei seinen Untersuchungen von den Kranken- und Todtenlisten der Armeen ausgeht, wie es Boudin grofsentheils gethan hat, oder von statistischen Uebersichten über gröfsere Landbezirke, wie es namentlich von den italienischen Aerzten geschehen ist, die sich besonders an die toskanische Provinz Grossetto gehalten haben, so wird es meines Erachtens nirgends schwer fallen, das Gesetz von der Ausschliefsung zu bestätigen. Tuberkulosen gehören aus leicht begreiflichen Gründen nicht zu den Krankheiten, von denen Armeen heimgesucht werden, und sie entspringen nirgends aus den natürlichen Verhältnissen eines Landes. Geht man aber in die Städte und namentlich die grofsen Städte, die eigentlichen Heerde der tuberkulösen Krankheiten, dann findet man nur zu oft, dafs das Gesetz falsch ist. Ich sage falsch, denn Naturgesetze haben, wie ich schon früher einmal hervorgehoben habe, keine Ausnahmen, und wenn man irgendwo scheinbare Ausnahmen von einem Naturgesetz zu finden glaubt, so irrt man jedesmal: dann ist nämlich nicht die Ausnahme, sondern das Gesetz ein scheinbares. Im Frühjahr und Anfang Sommers 1847 hatten wir als Aequivalent für eine Typhus-Epidemie, welche um diese Zeit gewöhnlich aufzutreten pflegt, in Berlin eine aufserordentlich ausgedehnte Wechselfieber-Epidemie; die Phthisiker, welche in grofser Zahl in der Charité lagen, wurden davon nicht verschont, und ich hatte nicht selten Gelegenheit, bei den Autopsien den charakteristischen Milztumor des Wechselfiebers neben der frischen Tuberkulose der Lunge zu sehen. Alle Erfahrungen, welche wir bis jetzt haben, berechtigen daher meines Erachtens nur zu dem Schlufs, dafs es Gegenden giebt, welche Wechselfieber erzeugen und Zustände, welche Tuberkulosen hervorrufen, und dafs zuweilen diese Zustände in jenen Gegenden vorkommen, zuweilen nicht.

Boudin (*Études de Géologie méd. sur la phthisie pulmonaire et la fièvre typhoïde. 1845.*) ist noch über das erwähnte Ausschliefsungsgesetz hinausgegangen und hat nach statistischen Tabellen den Satz aufgestellt, dafs in Gegenden, wo die erzeugende Ursache der endemischen Wechselfieber dem menschlichen Organismus eine tiefe Modifikation aufdrückt, Phthise und Typhus relativ selten seien, während da, wo diese Krankheiten häufig vorkämen, in loco erworbene Wechselfieber selten und milde seien; nach längerem Aufenthalt in entschieden sumpfigen Ländern zeigten die Menschen Immunität gegen Typhus (Vergl. *Ann. d'hygiène publ. et de méd. lég. 1845. Janv.*). Das, was früher nur von dem Wechselfieber behauptet wurde, wird hier also auch auf Typhus ausgedehnt. Allein die Erfahrungen der oberschlesischen Aerzte widersprechen dieser Aufstellung direkt. Boudin spricht zwar hauptsächlich vom Ileotyphus (*fièvre typhoïde*), allein er zieht auch des *typhus fever* der Engländer in die Argumentation, so dafs er füglich auch den oberschlesischen Typhus nicht abweisen kann. Ich will noch besonders erwähnen, dafs, wie ich in Holland von den besten Aerzten wiederholt von dem Uebergange der Wechselfieber in Typhen (febris intermittens in continua remittens) hörte, so auch in Oberschlesien allgemein beobachtet wird, dafs vorhergegangenes Wechselfieber für Typhus prädisponire, was also gerade das Gegentheil von Boudin's Meinung ausdrücken würde. Endlich mufs ich noch hervorheben, dafs die Erfahrung des Herrn Haber, wonach Typhen in sehr nassen Jahren seltener sind, ebenfalls eine Angabe von Boudin widerlegt, dafs nämlich die Austrocknung eines sumpfigen Bodens oder die Verwandlung desselben in einen Teich das Wechselfieber tilge und dafür Phthise oder Typhus hervorrufe. —

Indem wir die Entstehung der Wechselfieber, Ruhren und Typhen auf endemische Verhältnisse zurückbezogen haben, so müssen wir auch noch die Frage aufwerfen, welche speciellen Ursachen für jede dieser Krankheiten angenommen und in welchem Causalitäts-Verhältnifs diese 3 Krankheiten unter einander gedacht werden dürfen. Ziemlich übereinstimmend ist man darin übereingekommen, die endemischen *) Wechsel-

*) Ich bemerke ausdrücklich, dafs ich im Folgenden nur von endemischen Wechselfiebern, Ruhren und Typhen rede, und dafs ich nicht ohne Weiteres eine Uebertragung der Angaben auf die Aetiologie aller sporadischen Fälle zugestehe.

fieber von einem bestimmten Miasma, Sumpfmiasma herzuleiten; ja man hat dieses letztere noch genauer als bestehend in gewissen vegetabilischen Fäulnifsprodukten angenommen. Bei den Ruhren hat man gleichfalls verdorbene, besonders vegetabilische Substanzen als die Quellen der Krankheit aufgefafst, so jedoch, dafs während bei dem Wechselfieber ein flüchtiges, durch die Respirationsschleimhaut aufnehmbares Miasma gesetzt werden müfste, das Ruhrmiasma ein fixes wäre, das hauptsächlich durch Getränke oder Speisen in den Körper eingebracht würde. *) Was endlich die Typhen anbetrifft, so weifs jedermann, wie oft man ihren Ursprung durch die Aufnahme thierischer Fäulnifsprodukte, entstanden bei der Anhäufung vieler Menschen in einem geschlossenen Raume, durch die Exhalationen thierischer Auswurfsstoffe, endlich durch direkte Fäulnifs des Fleisches verschiedenartiger Thiere zu erklären gesucht hat. Nehmen wir diese Sätze, auf deren nähere Discussion ich hier nicht eingehen will, vorläufig an, und machen wir die Probe darauf mit den oberschlesischen Zuständen, so würde es sich also darum handeln, ob wir in den oben dargestellten Verhältnissen des Landes und seiner Bewohner Momente finden können, welche für die Möglichkeit solcher Zersetzungen und die Einwirkung ihrer Produkte auf den menschlichen Körper sprechen. Diefs ist in der That der Fall. Fäulnifs setzt nach der neueren chemischen Anschauungsweise die Anwesenheit einer erregenden und einer erregungsfähigen Substanz voraus; ihr Zustandekommen ist bedingt durch den Feuchtigkeitsgrad und die Temperatur. Fäulnifs vegetabilischer Substanzen wird demnach überall vor sich gehen müssen, wo

*) Ich kann nicht umhin, hier einen Fall von Boudin (*Gaz. méd.* 1845. *Oct. Nr.* 40.) zu erwähnen: In einem Quartier von Versailles, welches sein Wasser durch eine Leitung aus dem Trou-Salé erhielt, brach eine schwere Ruhrendemie mit periodischen Paroxysmen aus, von welcher die Bewohner der andern Quartiere, sowie die Wein- und Seinewasser-Trinker verschont blieben. Bei der Untersuchung fand man, dafs Fischer in dem Trou-Salé mit ihren Netzen den Schlamm des Teiches aufgewühlt hatten. Man verbot diefs sogleich, liefs Seinewasser in den Teich und die Ruhr hörte auf.

abgestorbene Pflanzenreste auf und in einem feuchten Boden sich vorfinden; thierische Zersetzungsprodukte müssen sich um so leichter und reichlicher entwickeln, je mehr thierische Substanz in einem feuchten und warmen Raum aufgehäuft ist, je mehr thierische Wesen in einem solchen Raum lange Zeit zusammen sind. Man sieht leicht, dafs derartige Verhältnisse in Oberschlesien gang und gäbe sind. Der Boden, fast überall zum Ackerbau dienend, ist der Undurchlässigkeit seiner Grundlage wegen, zumal bei der Reichlichkeit der atmosphärischen Niederschläge, sehr feucht; die aus Wiesen und Mooren bestehenden Thäler von Ueberschwemmungen häufig heimgesucht. Die Wohnungen sind eng und feucht, mit Menschen und Thieren überfüllt, die Menschen halten sich viel im Zimmer auf, in denen die Temperatur zu jeder Zeit (denn auch im Sommer mufs die Anwesenheit des Kochheerdes in der Stube und die Unmöglichkeit, die Fenster ordentlich zu öffnen, die Luft der niedrigen Zimmer sehr heifs erhalten) hoch ist, endlich sind sie unreinlich und geniefsen Speisen, welche z. B. der Żur, eine unvollkommene Gährung durchgemacht haben. Darnach würden wir als die wesentliche Bedingung der Wechselfieber die grofse Feuchtigkeit des Bodens, als die der Typhen den Zustand der Wohnungen und der Nahrung ansehen dürfen. Was die Ruhren anbetrifft, so darf nicht geleugnet werden, dafs der Genufs unreifer und unverdaulicher Vegetabilien im Sommer häufig sporadische Fälle erzeugt, allein es mufs nach allgemeinen Quellen derselben gesucht werden, da die ungeheure, endemische Ausdehnung, welche die Ruhr zuweilen erreicht, nur gezwungen darauf zurückzuführen ist. In dieser Beziehung will ich noch besonders hervorheben, dafs die Brunnen, aus denen die Leute ihr Trinkwasser hernehmen, häufig so oberflächlich, so sehr in den höchsten Schichten des Sumpfbodens tiefgelegener Wiesenthäler eingerichtet sind, dafs die Beimischung vegetabilischer Zersetzungsprodukte aus den letzteren sehr leicht geschehen kann.

Wäre diese Anschauungsweise von den endemischen Krankheiten Oberschlesiens richtig, so würde dadurch die von

Brachet vertheidigte Ansicht gestützt werden, dafs das Miasma der Wechselfieber durch in Fäulnifs begriffene vegetabilische Substanzen gebildet werde, das Miasma der Typhen dagegen animalischer Natur sei (Vergl. *Bouillaud Traité des fièvres dites essentielles. 1826. p. 531.*) Nachdem wir die herrschende Epidemie werden betrachtet haben, werden sich noch einige Bemerkungen über den Grad von Wahrscheinlichkeit, den die vorgetragene Ansicht hat, anknüpfen lassen; ich bemerke aber schon hier, dafs eine definitive Entscheidung der aufgestellten Fragen nur durch lange, detaillirte Studien der Localverhältnisse gewonnen werden kann. Ich habe mich denselben nicht unterziehen können, da sie einen jahrelangen Aufenthalt in Oberschlesien nothwendig machen würden. Es wird vielmehr eine der edelsten und der socialen Bedeutung der Medicin ganz würdige Aufgabe für unsere Collegen in Oberschlesien sein, diese Punkte zu einer Entscheidung zu bringen, welche der Gesetzgebung eine Abhülfe der die Gesundheit der Einwohner gefährdenden Mängel, soweit sie bei dem Zustande unserer Gesellschaft und gegenüber den natürlichen Verhältnissen des Landes möglich ist, unter bestimmt formulirten Gesichtspunkten vorlegte. —

Das Jahr 1844, wo der Mäfsigkeits-Apostel Stephan Brzozowski, ein aus dem russischen Polen entflohener Kapuziner, in ganz Oberschlesien das Gelübde der Enthaltung vom Brandwein erlangte, hatte die letzte gute Erndte gebracht. Schon 1845 kam eine Mifserndte, besonders in Kartoffeln, sodafs das Volk späterhin die Hypothese aufstellte, der liebe Gott habe es dafür strafen wollen, dafs es seine Gabe so verachtet hätte. In Folge dessen haben Einzelne schon wieder angefangen, Brandwein zu trinken; Andern hat die katholische Geistlichkeit selbst das Gelübde erlassen, damit sie nicht zum Deutschkatholicismus übergehen möchten, dessen Wiege bekanntlich in dieser Gegend selbst stand. Im Jahr 1846, wo die Ablösung der Roboten begann, war die Mifserndte so bedeutend, dafs schon die öffentliche Hülfe für die Armen in Anspruch genommen werden mufste und die Kreisinsassen sich genöthigt sahen, eine Schuld von 30000 Thlr. aufzunehmen; damals zuerst begannen die Mehllieferungen. Monat nach Monat wurde die Noth gröfser, da die Bestände der Nahrungsmittel immer mehr abnahmen, und im Sommer 1847 kamen namentlich die vielen Surrogate in Gebrauch, von denen ich oben gesprochen habe (Klee, Gras, Pilze, Wurzeln etc.). Mittlerweile hatte sich übrigens die Noth auch unter den armen Handwerkern der Städte eingefunden, da die berüchtigte Abtretung von Krakau erfolgt war und das täglich mehr verarmende Landvolk immer weniger Geld zum Einkauf seiner Bedürfnisse in den Städten verwenden konnte. (Vergl. die treffliche Schilderung von Kuh in der Med. Zeitg. No. 8.) Jedermann erinnert sich der hohen Temperatur des Jahres 1847. Eine solche Temperatur ist aber, wie wir früher gesehen haben, für Oberschlesien günstig: trockene Jahre bringen grofse Erndten. Die Kartoffeln schienen in der That aufserordentlich zu gedeihen; sie hatten üppiges Kraut getrieben; Alles gab sich der schönsten Hoffnung hin. Allein sehr bald änderte sich Alles, massenhafte Niederschläge aus der Atmosphäre erfolgten, Ueberschwemmungen traten ein, die Kartoffeln erkrankten und die Erndte war eine total verfehlte. Herr v. Elsner in Grofs-Strehlitz, im nördlichen Theil von Oberschlesien, hat nach 14jährigen Beobachtungen für seinen Wohnort als Mittel der jährlichen Regenmenge 25 Pariser Zoll gefunden, was ungefähr dem Mittel von Heidelberg entspricht; vom 10. Juni bis 16. September 1847 maafs er 19,75 Par. Zoll, etwas mehr als das jährliche Mittel von Berlin (19,6 Zoll).

Während des ersten Theils des Sommers schon brach eine Ruhr-Epidemie aus, welche in ihrer Ausdehnung und Heftigkeit den schlimmsten Epidemieen an die Seite gestellt werden kann. Bestimmte statistische Angaben darüber sind nicht möglich, da die Zahl der Erkrankungen auch nicht annähernd bestimmt werden kann. Ueber die Todesfälle kann man indefs ein ungefähres Urtheil gewinnen, wenn man die absolute Zahl der Todten in diesem Jahre mit früheren vergleicht. So überstieg z. B. im Plessner Kreise die Zahl der

Todesfälle 1847 diejenige der gewöhnlichen Jahre (gegen 2000) um etwa 5000, eine Zahl, die nahe an 10 p. Ct. der ganzen Bevölkerung ausdrückt. Die Epidemie verschonte auch die wohlhabenden Stände nicht. — Gleichzeitig herrschte unter den Wiederkäuern Milzbrand epidemisch.

Darnach begann sich allmählich die Typhus-Epidemie zu entwickeln. Nach verschiedenen Mittheilungen scheint es, als ob dieselbe in den angrenzenden österreichischen Provinzen (Galizien, Oest. Schlesien, Mähren und Böhmen) schon früher bestanden habe, als in den preufsischen Kreisen; da indefs die österreichische Presse nichts darüber hat melden können, so entbehren wir genauer Nachrichten vollkommen. Es scheint aber, als ob namentlich in Galizien die Seuche aufserordentliche Verheerungen angerichtet habe. In dem Wadowiczer Comitat, welches an den Plessner Kreis stöfst, soll die Zahl der Todten nach ziemlich übereinstimmenden Angaben 60—80000 betragen haben; der Kreishauptmann (derselbe, der auf den Kopf polnischer Emissäre einen Preis von 10 Gulden Münz setzte) hat aber geäufsert, daraus mache man sich nichts! Am frühesten breitete sich die Epidemie nun im Plessner Kreise aus, wo sie schon im Juli begann; im Rybniker und Ratiborer Kreise brachte erst der September und October die gröfsere Entwicklung, ja in Loslau und Rybnik dauerte es bis gegen den December und Januar, bevor man die ganze Intensität der Seuche zu empfinden begann. Im Laufe des Januar, Februar und März d. J. erhob dieselbe ihr Haupt allmählich noch in 7 andern Kreisen (Gleiwitz, Beuthen, Lublinitz, Grofs-Strehlitz, Rosenberg, Kosel, Leobschütz), so dafs sie mehr als zwei Drittheile von Oberschlesien beherrschte.

Die Hungersnoth hatte sich natürlich nach vollkommen mifsrathener Erndte in schnellen und ungeheuren Proportionen vermehrt. Der Herr Landrath v. Durant hatte dem Minister des Inneren, Herrn v. Bodelschwingh schon unter dem 3. August einen Bericht über den Zustand der Erndte und über die drohende Hungersnoth eingereicht (Schles. Zeitg. 1848. Nr. 44. Beilage 2.), allein es geschah nichts, weil man solche

Berichte für Uebertreibungen ängstlicher Gemüther hielt. Hatte doch derselbe Minister, als er 2 Jahre zuvor den König auf einer Reise in Oberschlesien begleitete, auf der man die Eisenbahnen und die Schlösser der grofsen Grundbesitzer nicht verliefs, wohlunterrichteten und wohlmeinenden Männern aus der Gegend, welche ihm den dermaligen Nothstand schilderten, in Ratibor, Gleiwitz etc. achselzuckend erwidert, es sei nicht so schlimm, wie sie es darstellen wollten; er wisse das besser, die Regierung sei gut unterrichtet! Als er nun endlich einzusehen begann, dafs es doch sehr schlimm sei, da wurde die Hülfe durch die Unterbrechung der Wassercommunication im Winter und durch die zeitraubende Correspondenz der Bureaukraten so lange verzögert, dafs Viele (wie viele, weifs niemand) direkt verhungerten. Das Breslauer Comité, welches erst aus ganz Deutschland Geld zusammenbetteln mufste, war eher auf dem Platz, als die Regierung!*)

3. Die Krankheit.

A. Erscheinungsweise.

Die nachfolgenden Mittheilungen stützen sich zum gröfseren Theile auf eigene Anschauungen, wie ich sie theils durch laufende Beobachtungen in dem zu Sohrau eingerichteten Lazareth, welches unter der Leitung des ebenso gebildeten als erfahrenen Dr. Sobeczko stand, theils bei einzelnen Krankenbesuchen in Rybnik, Sohrau, Pless, Ratibor, Loslau, Lonkau,

*) Eben, da ich dieses in die Druckerei schicken will, erhalte ich eine mit grofser Sachkenntnifs und bester Gesinnung abgefafste Schrift: Die Hungerpest in Oberschlesien, Beleuchtung oberschlesischer und preufsischer Zustände. Mannheim 1848. So sehr ich bedaure, bei meiner bisherigen Darstellung auf manche darin mitgetheilte Thatsachen nicht Rücksicht nehmen gekonnt zu haben, eben so sehr freue ich mich, in der Uebereinstimmung meines Berichtes mit dieser Schrift eine Gewähr für die Richtigkeit desselben zu finden. Wenn man beide mit einander vergleicht, so kann daraus höchstens ein Vorwurf gegen mich hergeleitet werden, der nämlich, dafs ich zu milde in meinen Urtheilen gewesen bin. Um diesen Fehler zu verbessern, empfehle ich das Lesen der Schrift selbst auf's angelegentlichste.

Radlin, Geikowitz und Smollna gewonnen habe. Die erste Grundlage dazu, sowie die spätere Controlle bildeten die Angaben der einheimischen und der schon einige Zeit in der Gegend sich aufhaltenden, fremden Aerzte. Ueberall, wo sich meine Bemerkungen nur auf solche Angaben stützen, werde ich es besonders hervorheben. Die grofse Zahl von Kranken, welche sich auf verhältnifsmäfsig kleinen Räumen zusammen befand, gewährte in kurzer Zeit einen Ueberblick über die verschiedenen Stadien der Krankheit, so dafs sich durch Combination der an verschiedenen Individuen vorgefundenen Zustände sehr bald auch ein Bild von dem Verlauf der Krankheit construiren liefs. Die Richtigkeit dieses Bildes habe ich späterhin durch die zusammenhängende Beobachtung einzelner Fälle im Lazareth zu constatiren gesucht. Die grofse Uebereinstimmung, welche aufserdem in den Krankheitserscheinungen und dem Krankheitsverlauf bei den verschiedensten Kranken sich vorfand, sicherte ebenfalls das Resultat. Nichts desto weniger ist es möglich, dafs meine Darstellung auch hier an manchen Punkten unvollkommen wird; ich befürchte diefs deshalb hauptsächlich, weil meine Beobachtungen in eine relativ günstige Jahreszeit fielen und leicht vorher und nachher der Verlauf der Krankheit sich weniger günstig dargestellt haben mag. Auch die Correktion solcher Punkte mufs daher den übrigen Beobachtern überlassen bleiben.

In dem gewöhnlichen Verlaufe der Krankheit glaube ich am bequemsten 4 Stadien unterscheiden zu können und zwar eines der Vorläufer, eines der Höhe, eines der Abnahme der Krankheit, endlich eines der Reconvalescenz.

Die Erscheinungen, ja selbst die Existenz des ersten Stadiums, liefsen sich bei dem Landvolk nur sehr selten erkennen. Wie die meisten Glieder dieser „Schicht der Gesellschaft", achteten sie auf geringe Erscheinungen zu wenig, als dafs sie darüber Auskunft hätten geben können. Einige dagegen gaben bestimmt an, dafs sie schon vor der Zeit, wo die Krankheit entschieden hervortrat, sich unwohl gefühlt hätten, sehr schwach gewesen seien, Schmerzen in den Gliedern, Frösteln, Kopfweh, Uebelkeit gehabt hätten etc. Am entschiedensten aber zeigte sich dieses Stadium bei den Fremden, besonders Aerzten, die unter den endemischen Einflüssen erkrankten. Herr Dr. Biefel fühlte sich zuerst am 27. Febr. so unwohl, dafs er zu dem gewöhnlich von ihm im Anfange der Krankheit angewendeten Brechmittel griff; darnach besserte er sich soweit, dafs er seine Krankenbesuche wieder aufnahm, allein am 5. März trat die Krankheit so bestimmt hervor, dafs er zur Rückkehr nach Breslau veranlafst wurde. Bei Herrn Prof. Kuh, dessen bestimmte Erkrankung vom 19. Febr. zu datiren scheint, waren vorher Erscheinungen da, welche er selbst als den Ausdruck eines katarrhalisch-rheumatischen Fiebers betrachtete. Bei einigen waren die Erscheinungen zwischen der ersten Erkrankung und der definitiven Erscheinung der Krankheit so unvollkommen, dafs alle darüber getäuscht wurden. Prinz Biron von Curland hatte am 24. Febr. nach einer unruhigen Nacht heftiges Kopfweh und fühlte sich so unwohl, dafs sein Leibarzt, Hr. Dr. Altmann auf seine Rückkehr drang. Allein diese Erscheinungen ermäfsigten sich so, dafs er am folgenden Tage nach Pless reiste. Dort sah ich ihn noch am 27. in einer Sitzung des Local-Comités mit dem Eifer und der Umsicht, welche seine Anwesenheit in den Kreisen zu einer so aufserordentlich segensreichen gemacht haben, für das Wohl der Kranken thätig; später bei dem Diner afs er mit Appetit und unterhielt sich auf's Lebhafteste. Am nächsten Morgen ging er nach Breslau zurück, wo er im Interesse der Oberschlesier noch viel beschäftigt war. Als ich am 9. März nach Breslau kam, fand ich ihn schon auf dem Krankenlager, welches wenige Tage später sein Todtenbett sein sollte. — Mein Freund, Dr. v. Frantzius, der auf der Rückreise von Wien nach Berlin begriffen war, suchte mich in Pless auf und begleitete mich nach Sohrau. Dort klagte er zum erstenmal am 5. März über Unwohlsein; nach einer unruhigen Nacht erwachte er mit Kopfweh und Abgeschlagenheit, er fieberte leicht und hatte Frösteln bei trockener, brennend heifser Haut. Gegen Mittag stellte sich ein aufserordentlich reichlicher Schweifs ein, der ihn sehr erleichterte. In den folgenden Tagen war er ziemlich wohl, sein Appetit sogar sehr gut, nur fühlte er sich etwas angegriffen, klagte zuweilen über leichte Schmerzhaftigkeit der Glieder und war etwas still und apathisch. Am 10. traf er mit mir in Berlin ein, besorgte alle seine Geschäfte vollkommen besonnen, half noch am 18. am Barrikadenbau, und erst am Abend des 21. entwickelte sich die Krankheit zu gröfserer Intensität.

Man begreift sehr leicht, dafs so geringe und vorübergehende Erscheinungen, denen ein fast vollkommener Nachlafs aller Beschwerden folgt, von dem gröfseren Theil der Erkrankten gar nicht beachtet werden, und dafs man die Invasion der Krankheit auf einen ungleich späteren Termin zu verlegen geneigt ist, als die Thatsachen verlangen. Ich mache auf diesen Punkt besonders aufmerksam, da ich späterhin noch wiederholt darauf zurückkommen mufs, um Angaben, die sich auf einen solchen späteren Termin beziehen, als zweifelhaft nachzuweisen. Die Kranken aller Stände zählten in der Mehrzahl nur von dem Augenblick an, wo die Krankheit einen so hohen Grad erreicht hatte, dafs sie sich legen mufsten. Nach den angeführten Fällen wird man aber sehen, dafs die Krankheit dann schon mindestens 14 Tage gedauert haben kann, wenn auch ihre Erscheinungen so milde und unbestimmt gewesen sein mögen, dafs kein Arzt im Stande gewesen sein würde, die Anwesenheit der Krankheit mit Sicherheit zu behaupten.

Nachdem diefs Stadium der Vorläufer, dessen Erscheinungen und Dauer nicht constant zu sein scheinen, einige Zeit bestanden hat, so tritt das zweite Stadium ein, welches die Krankheit gewöhnlich sehr bald zu ihrer Akme führt. Man könnte dasselbe nach der Analogie der älteren Schriftsteller, z. B. Hildenbrand's als entzündliches bezeichnen, weil es eine steigende Reihe von Exaltations-Erscheinungen darstellt, allein neben diesen blickt doch überall der depressive Charakter der Krankheit, der sehr bald ganz in den Vordergrund tritt, deutlich hindurch. — Der Eintritt dieses Stadiums zeigt sich häufig durch einen Schüttelfrost, den die Kranken als vollkommen dem Frost des Wechselfiebers, den sie so gut kennen, gleich darzustellen pflegten. Seine Dauer war sehr unbeständig; zuweilen bestand er 1—2 Stunden und wurde dann von Hitze und Fieber ohne Schweifs gefolgt, oder er dauerte kurze Zeit und wiederholte sich nach einigen Stunden, oder in 1—2 Tagen. Manche Kranken sprachen nur von einem längere Zeit dauernden Frösteln; andere leugneten das Kältegefühl ganz ab.

Die Steigerung der Hauttemperatur war von nun an bleibend. Im Allgemeinen war die Haut trocken und die Hitze wurde sehr bald brennend (*Calor mordax*) und zwar in einem so hohen Grade, wie ich sie sonst selten gefühlt habe. Wenn ich die Fingerspitzen $^1/_2$ Minute zum Zählen der Pulsschläge an dem Vorderarm eines solchen Kranken gehalten hatte, so hielt das unangenehme prickelnde Gefühl zuweilen noch 10—15 Minuten an; am längsten hielt es sich, als ich eines Tages einen Kranken mit dem blofsen Ohr am Rücken auskultirt hatte, an der Ohrmuschel. Manchmal bedeckte sich die Haut mit leichten Schweifsen, die nicht immer klebrig waren; dann aber wurde das stechende Gefühl des *Calor mordax* noch widerwärtiger. Immer war dabei der Hautturgor vermehrt, das Gesicht gewöhnlich geröthet, die Augen etwas injicirt und glänzend.

Die Intensität des Fiebers, soweit es sich direkt am Blutgefäfsapparat äufserte, war nach dem Ernährungszustande der Individuen verschieden. Bei kräftigen, besser ernährten Leuten näherte es sich in den ersten Tagen etwas dem entzündlichen Charakter. Die Herzcontraktionen waren häufig und energisch; man zählte sehr bald 96, 100, 104 und mehr, ziemlich grofse und volle Pulsschläge, allein die Spannung der Arterienwand war selten so bedeutend, dafs sie dem Fingerdruck einen bemerklichen Widerstand geleistet hätte. Bei einigen erreichte die Zahl der Herzcontraktionen in den ersten Tagen kaum das angeführte Maafs; bei allen schlecht ernährten war aber die Beschaffenheit des Pulses anders, die Arterie leicht zu comprimiren, der Impuls der Blutwelle kraftlos, die Zahl der Herzcontraktionen häufig 110—120 in der Minute.

Gleichzeitig waren die Bewegungen des Darms verlangsamt, die Stuhlausleerungen selten und wenn sie geschahen, so lieferten sie geformte, feste Fäcalmassen. Der Urin in dieser Zeit war sparsam, sauer, klar, dunkelgelb und flammig. Die Zunge war Anfangs feucht, die feineren Papillen mit einem weifslichen Epidermoidalbelag, so dafs die gröberen (*Papillae fungiformes*) häufig noch roth durchsahen und die Oberfläche der Zunge ein buntes, fleckiges Ansehen bekam. Durst hatten die Kranken verhältnifsmäfsig wenig; der Appetit war mäfsig, mehr auf säuerliche Speisen gerichtet. In seltenen Fällen war die Zunge stärker belegt, pappig anzufühlen, weifslich oder gelblich, der Appetit ganz verschwunden, Uebelkeit, Neigung zum Erbrechen oder Durchfall vorhanden. Der Leib war immer weich, meist voll, aber nicht aufgetrieben; gröfsere Gasanhäufungen, Meteorismus nicht gewöhnlich. Eine besondere Schmerzhaftigkeit einer besondern Stelle konnte ich als constante Erscheinung nicht finden. Anfangs schien es mir, als ob Schmerz in den Hypochondrien, besonders dem rechten, zu den Eigenthümlichkeiten der Krankheit gehörte, allein es zeigte sich bald, dafs dieser Schmerz nur in den Muskeln seinen Sitz hatte und seine scheinbar gröfsere Intensität an den erwähnten Stellen nur durch die genauere Untersuchung derselben bedingt war. Vergröfserungen der Milz liefsen sich durch Palpation und Perkussion häufig und zuweilen in sehr grofsem Umfange nachweisen, allein alle diese Kranken hatten früher am Wechselfieber gelitten, das sie selbst behandelt hatten. Bei denjenigen, welche vom Fieber freigeblieben waren, fand sich auch kein Milztumor.

Fast allgemein war in diesem Zeitraum ein mäfsiger Bronchialkatarrh. Häufiger Hustenreiz; der Husten quälend, etwas zähen, schaumigen, glasigen Schleim, zuweilen leicht mit Blut gemischt, fördernd, manchmal etwas schmerzhaft; die Respirationsbewegungen etwas beschleunigt, die Athemgeräusche mit Schnurren und Pfeifen begleitet. Schnupfen habe ich fast nie gesehen, dagegen mehrmals Katarrh der Conjunctiva in mäfsigem Grade.

Die Abgeschlagenheit der Kranken war extrem. Nicht, dafs sie nicht im Stande gewesen wären, sich zu bewegen, aufzustehen, selbst zu gehen, aber sie fühlten sich so matt und entkräftet, dafs sie gewöhnlich apathisch auf dem Rücken lagen. Es war also nicht eine eigentliche, wahre Schwäche, sondern vielmehr ein Schwächegefühl, eine Hemmung der Erregung zu Bewegungen; nicht die Muskeln an sich, nicht die Leitungsapparate des erregenden Stroms (die Nerven) konnten als leidend bezeichnet werden, sondern die Erregungscentren (die Ganglienkugeln). — Gleichzeitig fanden sich bei vielen Kranken sogenannte Muskelschmerzen. Am häufigsten hatten diese ihren Sitz in den Muskeln der Unterextremitäten, den Fufssohlen, Waden, auch wohl Oberschenkeln; nicht selten fanden sie sich am Rumpf, besonders an den Bauch- und Rückenmuskeln; am seltensten sah ich sie in den oberen Extremitäten. Zuweilen waren sie aufserordentlich heftig, spannend, reifsend oder ziehend, bei äufserem Druck und Bewegungen zunehmend. Eigenthümlich war die Wirkung, welche die gleichzeitige Abgeschlagenheit und Schmerzhaftigkeit an den Schlundmuskeln hervorbrachte: diese Kranken sagten gewöhnlich, sie könnten nicht schlucken, trieb man sie dazu, so klagten sie über Schmerzen. Man sah aber im Schlund und Rachen höchstens eine mäfsige venöse Hyperämie der Schleimhaut.

Was die Gehirnerscheinungen anbetrifft, so waren sie in dieser Zeit meist unbedeutend. Wenige klagten über Kopfweh oder Benommenheit, alle referirten über ihren Zustand gut, verständig, ja sogar ihrem Nationalcharakter gemäfs lebhaft. Die meisten aber waren unruhig, insbesondere Nachts, und sprachen dann leise vor sich hin. Fast alle, und diefs war eines der constantesten Symptome, klagten von vorn herein über Summen und Sausen (*huczy*) vor den Ohren, welches sie mit dem Schäumen von fliefsendem Wasser verglichen; später, wenn es zunahm, was gewöhnlich geschah, beschrieben sie ein Klopfen, wie das Klappern eines Mühlrades. In demselben Maafse, als diese subjektiven Erscheinungen sich steigerten, nahm das Gehör ab, und bei den meisten bildete sich bald eine exquisite Schwerhörigkeit aus. Es scheint mir nicht wahrscheinlich, den Grund dieser Erscheinungen in einer Affektion der Nervencentren oder von Nerven überhaupt zu suchen; vielmehr spricht der ganze Entwicklungsgang dieser Schwerhörigkeit, sowie die vollkommene Freiheit der übrigen Sinnesorgane und des Kopfes überhaupt für einen Katarrh der Schleimhaut, der sich, analog dem Katarrh der Luftwege im Respirationsapparat, von der Rachenhöhle aus auf die Tuba Eustachii und die Paukenhöhle fortsetzte. (Vgl. Pappenheim in der Zeitschr. f. rat. Med. 1844. Bd. I. pag. 335.) Leider habe ich es versäumt, bei den Leichenöffnungen auf diesen Punkt Rücksicht zu nehmen, so dafs ich ihn als einen blofs wahrscheinlichen bezeichnen mufs. —

In solcher Weise, bald mehr, bald weniger heftig, pflegten sich die Erscheinungen in den ersten 3—4 Tagen dieses Stadiums darzustellen. Die hauptsächlichsten derselben beziehen sich, wie man sieht, auf das Nervensystem, und zwar ist es nicht sowohl das Gehirn, welches leidet, als der spinale und sympathische Apparat. Gewöhnlich nach einem heftigen Frost sehen wir jene eigenthümliche, brennende Hitze der Haut auftreten, welche, wenn wir sie auch nicht mit Sicherheit von Veränderungen des Nervensystems ableiten können, doch nie ohne gleichzeitige, wesentliche Veränderungen dieser Art zu Stande kommt. Zugleich haben wir die bedeutendste Hemmung in der Erregung (d. h. wahrscheinlich Veränderungen in den Ganglienkugeln), charakterisirt durch die tiefe Abgeschlagenheit der Glieder, die Verminderung der peristaltischen Bewegungen, der Sekretion etc.; vermehrte Erregung sehen wir nur an den Gefäfs- und Muskelnerven. — Die zweite wesentliche Symptomengruppe stellt die katarrhalische Erkrankung der Schleimhäute dar, namentlich derjenigen, welche die Luft führenden Kanäle auskleiden. —

Am 3ten oder 4ten Tage, zuweilen etwas später, pflegt

dann eine neue Veränderung aufzutreten; es erscheint nämlich Exanthem auf der Haut. Da man auf dasselbe einen besonderen Werth gelegt hat, so werden wir dabei etwas genauer verweilen müssen. Das Exanthem erscheint vorzugsweise unter den beiden Formen, welche in der Geschichte der typhösen Krankheiten seit langer Zeit bekannt sind.

Die erste Form pflegte man gewöhnlich als masernartig zu bezeichnen (*Exanthema morbilliforme, rubeolous eruption*). Es bildet Flecke, durchschnittlich 2—3‴ im Durchmesser, doch auch kleiner, meist flach, selten leicht erhaben, von blafsblaurother, an den Rändern verschwimmender Farbe; unter dem Fingerdruck verschwinden sie vollständig, um sehr schnell wiederzukehren; sie gehen nicht von dem Gefäfsapparat der Haarbälge allein oder zuerst aus, denn häufig sieht man sie gleichzeitig über mehrere Haarbälge ausgedehnt, manchmal liegt der Haarbalg vollkommen excentrisch oder es ist gar keiner vorhanden. Ihre Form ist selten vollkommen rund, sondern mehr verschoben, unregelmäfsig, selbst leicht zackig. Dieses Exanthem erscheint fast ohne Ausnahme zuerst beiderseits an den unteren Theilen der Brust, in der Gegend der falschen Rippen und im Epigastrium; von da breitet es sich schnell über Brust, Bauch und Rücken aus, zeigt sich auf den Armen und Händen, erreicht die unteren Extremitäten, sehr selten das Gesicht; am Hals sieht man es noch öfters. Es steht gewöhnlich sehr kurze Zeit: bei einigen fängt es schon am Tage nach dem Erscheinen zu erblassen an, bei anderen vergehen 3, 4 und mehr Tage darüber. Die Flecken werden dann einfach blasser, so dafs das Aussehen der Haut, wenn man gröfsere Partien gleichzeitig in's Auge fafst, ein einfach fleckiges ist und dafs man die Anwesenheit einer so unscheinbaren Veränderung leichter aus einiger Entfernung wahrnimmt, als wenn man das Auge dem Körper sehr nähert. Eine Abschuppung habe ich danach nie bemerkt, denn wo wirklich einige Epidermisschuppen sich ablösten, da sah man diefs auch an Theilen, die kein Exanthem gezeigt hatten. Auch da, wo die Flecken schon verschwunden sind, sieht man sie in der Wärme oder bei gelinder Reizung der Haut, z. B. nach Waschungen mit Essig wieder hervortreten. — Fafst man diese Thatsachen zusammen, so wird man leicht ersehen, dafs man es mit einfachen, multipeln Capillarhyperämien der Haut zu thun hat.

Die Eintrittszeit dieses Exanthems auf bestimmte Zahlen zurückzuführen, ist mir namentlich deshalb nicht möglich, weil es, wie wir früher gesehen haben, zu schwierig war, in jedem einzelnen Falle den Eintrittspunkt der Krankheit oder des 2ten Stadiums festzustellen. Am sichersten kann ich diefs wieder durch das Beispiel der erkrankten Aerzte thun. Hr. v. Frantzius hatte seit dem 5. März Prodrome der Krankheit, am 21. begann das Akme-Stadium, am Abend des 23. wurden die ersten Exanthemflecke bemerkt. Hr. Biefel erkrankte am 27. Febr., am 5. März trat die Krankheit in ihr 2tes Stadium und als ich ihn am Abend des 9. in Breslau besuchte, fand ich das Exanthem an der Oberbauchgegend, der Brust und den Vorderarmen entwickelt; vorher hatte man nichts bemerkt. Hr. Kuh hatte sich am 19. Febr. ernstlich unwohl gefühlt; am Morgen des 24. bemerkte man die ersten Exanthemflecken. Diese Fälle, welche den Ausbruch des Exanthems auf den 3ten — 5ten Tag des Akme-Stadiums verlegen würden, könnte ich noch durch zahlreiche andere, deren Gültigkeit freilich nur in den Aussagen der Kranken eine gewisse Gewähr fand, unterstützen. Andere Fälle dagegen schienen auf einen ungleich späteren Termin des Ausbruchs hinzudeuten. So fand ich das Exanthem bei einer Frau in der Klischtuwka bei Sohrau, welche ihrer Aussage nach 8 Tage krank war und bei der Hr. Dr. Wachsmann, der mich zu ihr geführt hatte, am Tage zuvor nichts bemerkt hatte. Alle solche Fälle waren indefs nicht von vorn herein der ärztlichen Beobachtung zugänglich gewesen; die Kranken waren in den ersten Tagen abgeschlagen, matt und eingenommen gewesen, hatten aber erst ärztliche Hülfe gesucht, da die Krankheit an Intensität zunahm. Es wäre daher wohl möglich, dafs auch in diesen Fällen die angeführte Zeitrechnung (3ter — 5ter Tag) pafst, allein ich kann es nicht mit Sicherheit behaupten.

Eine ebenso schwer zu entscheidende Frage ist die nach der Constanz des Exanthems. Ueberall, wo ich Gelegenheit hatte, die Entwicklung der Krankheit von den ersten Tagen an unter einigermafsen günstigen Verhältnissen zu verfolgen, habe ich das Exanthem wahrgenommen. In den Hütten der Armen war diefs freilich nicht immer möglich, da sie so dunkel waren, die Betten in einem so entfernten Winkel der Stube standen, dafs man überhaupt nur das Gröbste erkennen konnte. Häufig war auch die Haut so mit Schmutz überzogen, dafs man über die Anwesenheit eines Exanthems nicht in's Reine kommen konnte. Einige einheimische Aerzte behaupteten entschieden, dafs sie Fälle gesehen hätten, welche ohne Exanthem verlaufen seien; andere wollten kein bestimmtes Urtheil abgeben, da sie bei der unvollkommenen Art, mit der sie bei der übergrofsen Zahl ihrer Kranken ihre Besuche machen mufsten, eine zusammenhängende Beobachtung nicht bei Allen anstellen könnten. In der That ist es leicht begreiflich, dafs, wenn man nur alle 2—3 Tage einen Kranken auf dem Lande zu sehen im Stande ist und auch das nur unter den ungünstigsten Bedingungen, wenn man ferner über die Anamnese die allerunsichersten Angaben erhält, ein bestimmtes Urtheil kaum möglich ist.

Endlich kommt noch der Unterschied dieses Exanthems von andern, ähnlichen in Frage. Unter den Ratiborer Aerzten war schon ein Streit in dieser Beziehung entstanden, der durch die periodische politische Presse Publicität erlangt hatte. Hr. Dr. van Decken hielt die Krankheit nach dem Exanthem geradezu für Masern, während Hr. Dr. Polkow diefs ebenso bestimmt in Abrede stellte. Nun war gleichzeitig mit der Typhus-Epidemie auch eine Masern-Epidemie in den Kreisen, die besonders in den Waisenhäusern ziemlich rasch um sich griff. Allein gerade diese Gleichzeitigkeit zeigte auf's Evidenteste, dafs das Masern-Exanthem und das masernartige Exanthem sehr wohl zu unterscheiden waren. Während jenes constant von dem Gesicht ausging oder doch dasselbe vorzugsweise befiel, erschien diefs an den mittleren Theilen des

Rumpfes zuerst und verschonte das Gesicht in der grofsen Mehrzahl der Fälle; jenes bildete viel intensiver gefärbte, mehr runde, leicht erhabene, dicht stehende Flecke, welche ziemlich constant von den Haarbälgen ausgingen; dieses blieb blasser, war ungleichmäfsiger gestaltet, flach und meist sehr zerstreut. Nahm man noch die übrigen Erscheinungen der Krankheit hinzu, so war eine Verwechselung kaum möglich. — Dagegen mufs ich die vollkommene Identität dieses Exanthems mit der gewöhnlichen Typhus-Roseola behaupten. Schon die älteren Beschreibungen aus dem Kriegstyphus beweisen diefs. Ign. Rud. Bischoff (Beobachtungen über den Typhus und die Nervenfieber, Prag 1814. pag. 8,) beschreibt das *Exanthema morbilliforme typhosum*, das zwischen dem 3ten und 5ten Tage auf der Brust und den Vorderarmen, selbst zuweilen im Gesicht ausbrach, als Fleckchen von der Gröfse eines Waizenkorns, schön rosaroth, verschieden gestaltet, oft oval und gleich einem Flämmchen in eine Spitze ausgeschweift; bei dem Druck des Fingers veränderte es sich nicht, unterschied sich aber von rothen Petechien, welche weit dunkler geröthet, rund, gleich Flohstichen ohne Pünktchen waren. Das Einzige, was in dieser Beschreibung zu widersprechen scheint, ist der Umstand, dafs die Flecke sich unter dem Fingerdrucke nicht veränderten. Diefs scheint mir aber seine Erklärung in einer Angabe von Wedemeyer (Ueber die Erkenntnifs und Behandlung des Typhus, Halberstadt 1814. pag. 69.) zu finden. Derselbe sagt nämlich, dafs die primären Petechien, unter welchem Namen eben die Roseola zu verstehen ist, sich im Anfange der Krankheit fast sämmtlich wegdrücken liefsen und nach aufgehobenem Druck wieder erschienen, späterhin sich aber nicht wegdrücken liefsen. In Beziehung auf diese Eigenthümlichkeit nähert sich also der Kriegstyphus dem *typhus fever* der Engländer (vgl. *Valleix Arch. génér. 1839. Septbr., Novbr.*), während das Exanthem des oberschlesischen Typhus den bekannten *tâches roses lenticulaires* der *fièvre typhoïde*, der Roseola des deutschen Ileotyphus sowohl im Aussehen, als den Eruptionsstellen nach ganz gleich ist. Die einzige Differenz von dem Berliner Ileotyphus besteht in der Zahl der Eruptionsstellen, indem diese bei uns gewöhnlich eine ganz beschränkte ist; von dem Pariser Typhoidfieber könnte es auch durch die Zeit des Ausbruchs verschieden sein, die vom 4ten — 35ten Tage der Krankheit beobachtet ist. (*Louis Recherches sur la fièvre typhoïde 1841. T. II. pag. 96.*) In Beziehung auf den ersten Punkt mufs ich indefs bemerken, dafs ich in Oberschlesien nicht wenig Fälle gesehen habe, wo die Eruption nicht reichlicher war, als in unserem Typhus. —

Die zweite Form des Exanthems ist die purpuraartige oder petechiale. Die Petechien stellen bei ihrem ersten Erscheinen fast immer kleine, höchstens stecknadelknopfgrofse, fast vollkommen runde, gleichmäfsig hochrothe, flache Flecke dar, welche sich unter dem Fingerdruck nicht verändern, also nicht mit Blutkörperchen überfüllte Capillaren, sondern Extravasate von Blut darstellen. Sie traten an sehr verschiedenen Punkten auf, bald am Rumpf, bald an den Extremitäten, ohne dafs ich ein bestimmtes Gesetz darin hätte entdecken können; nie sah ich deren im Gesicht, dagegen wohl am Hals. Von diesem petechialen Exanthem kann ich mit Sicherheit behaupten, dafs der Zeitpunkt seiner Eruption ein sehr wechselnder ist. In Lonkau zeigte mir Hr. Dr. Babel zwei Leute, Mann und Frau, die in einem Bette lagen und zu gleicher Zeit vor 4 Tagen erkrankt sein wollten; beide hatten Petechien an den verschiedensten Theilen ihres Körpers. Bei Hrn. v. Frantzius zeigten sich die ersten Patechien gegen das Ende der ersten Woche nach dem Beginn des Akme-Stadiums. Diese Zeit möchte überhaupt als der Durchschnittspunkt für den Beginn der Petechien gelten können. Eine constante Erscheinung für alle Fälle bildete diese Eruption ebenfalls nicht; ich habe verschiedene Kranke bis zum unzweifelhaften Eintritt der Reconvalescenz verfolgt, ohne dafs zu irgend einer Zeit Petechien zu sehen gewesen wären. Als ich in die Kreise kam, hatten die meisten Aerzte das petechiale Exanthem nicht bemerkt; als ich darauf mehrere Fälle in Rybnik gefunden hatte, sagten mir mehrere, dafs sie die Petechien jetzt auch gesehen hätten, und dafs sich also der Charakter der Epidemie etwas verändert haben müsse. Eine solche Aenderung würde nicht ohne Analogie sein. So sah Kennedy (*Medical Report of the Fever Hospital, Cork-Street, Dublin, 1839. p. 17*) bei dem Dubliner Typhus in den letzten Monaten von 1836 das purpuraartige Exanthem vorwalten, während 1837 das rubeolaartige häufiger war. — Ein bestimmtes Verhältnifs der Petechien zu der Roseola in Beziehung auf die Localität oder Zeit der Eruption habe ich nicht auffinden können. A. Anderson (*Observations on typhus. Glasgow 1840, p. 20*) erwähnt von dem schottischen Typhus, dafs die gewöhnliche Eruption (die Roseola) zuweilen in die petechiale übergegangen sei, indem anfangs die Röthe unter dem Fingerdruck geschwunden sei, später nicht mehr. Ich will dagegen zuerst bemerken, dafs aus dem Nichtverschwinden unter dem Fingerdruck noch nicht die petechiale Natur, die Anwesenheit eines wirklichen Extravasats folgt. Schon Wedemeyer (l. c. pag. 71) erklärt sich mit Recht gegen eine solche Identität der nicht wegdrückbaren Roseola und der Petechien, oder wie er sagt, der primären und secundären Petechien, indem die erstern nur durch eine Stockung des Bluts in den Gefäfsen und eine Art von Blutausschwitzung bedingt sei. Ich habe in Rybnik die Section eines Falles gemacht, wo bei Lebzeiten die zahlreichsten Extravasate in der Haut zugegen zu sein schienen, und wo sich bei der Autopsie an den immer noch gerötheten Stellen nur eine venöse Hyperämie mit Imbibition des Hämatins in die Umgegend (vgl. d. Archiv I. pag. 442) vorfand. Einen wirklichen Uebergang der Roseola in Petechien habe ich dagegen nie gesehen. Wo sich die Petechien ausbildeten, während die Roseola noch stand, da erschienen ihre Flecken stets zwischen den Roseola-Flecken; wo die letzteren schon verschwunden waren, da liefs sich natürlich das Verhältnifs nicht mehr ermitteln, allein dagegen spricht wenigstens der Umstand, dafs die Petechien gewöhnlich da am reichlichsten sich entwickelten, wo das Roseola-Exanthem am spärlichsten oder gar nicht vorhanden gewesen war, z. B. an den Füfsen und Waden. In der Mehrzahl der Fälle sah ich die Petechien auftreten, wenn die Roseola schon verschwunden oder im Erblassen begriffen war, allein ich habe auch beide wiederholt nebeneinander gesehen, und in einem Fall im Lazareth zu Sohrau fand sich die Roseola erst am 2ten Tage nach der Aufnahme in's Spital, während Petechien schon am ersten dagewesen waren. O'Reardon (*Medical Report of the Fever Hosp., Cork-Street, Dublin 1840, p. 6.*) beobachtete endlich die Petechien häufiger unter den ärmeren Typhus-Kranken, als unter den mittleren und wohlhabenderen Klassen. Auch diefs fand in Oberschlesien nicht statt. Die obenerwähnten Eheleute in Lonkau gehörten zu dem wohlhabenderen Bauerstand, sie besafsen noch Kartoffeln und sagten selbst aus, dafs sie bis jetzt noch nicht Noth gelitten hätten. Unter etwa 40 andern Kranken, die ich in diesem Dorfe sah, fand ich nur noch 2mal Petechien, und doch war der gröfsere Theil der Kranken unter den allerarmseligsten Verhältnissen, da selbst die Mehlvertheilung erst vor Kurzem ordentlich organisirt war. —

Soweit von den Exanthemen. Ich habe sie hier sogleich ausführlich neben einander besprochen, da sich die einzelnen Fragen so am übersichtlichsten abhandeln liefsen. Kehren wir jetzt zu dem Krankheitsverlauf zurück.

Von der Zeit an, wo das Exanthem ausbrach, gestaltete sich der Krankheitsverlauf bei verschiedenen Kranken verschieden. Im Allgemeinen kann man sich darauf beschränken, eine leichtere und eine schwerere Form zu unterscheiden, da ein Eingehen auf zu viele Einzelfälle die allgemeine Anschauung zu sehr verwirren würde.

In den leichteren Fällen pflegten sich, während sich die Roseola entwickelte, die übrigen Erscheinungen zu steigern. Das Ohrensausen und die Schwerhörigkeit, die Congestionen zum Kopfe nahmen zu, das Gesicht war mehr geröthet, der Kopf etwas mehr eingenommen und blande Delirien stellten sich ein, wenigstens bei nächtlicher Weile. In wenigen Fällen wurde auch Nasenbluten beobachtet. Die Haut war brennend heifs, meist trocken und überall etwas geröthet; die Zunge fing an trocken zu werden, ohne sich aber mehr zu belegen, so dafs eben nur das Athmen bei offenem Munde und grofser Hitze als die Ursache angesehen werden durfte. Weder die Zunge noch die Zähne bekamen den bekannten russigen Anflug des Abdominaltyphus; die Zunge bekam nur ein gelbliches, gelbbräunliches, mehr plattes, zusammengetrocknetes Aussehn. Gleichzeitig wurde die Respiration häufiger, mehr oberflächlich, der Husten seltener und trockener. Bei manchen traten in dieser Zeit durch einige Tage leichte Durchfälle ein, die dann gewöhnlich so schnell kamen, dafs die Ausleerungen in's Bett gingen. Der Puls erreichte jetzt eine gröfsere Frequenz, so dafs er bei den meisten über 100, ja häufig über 110 Schläge in der Minute machte; seine Qualität wurde ungünstiger, indem der Stofs der Blutwelle wohl heftig war, allein die Spannung der Arterienwand täglich geringer wurde. Der Harn war sparsam und dunkel. Die Muskelschmerzen traten in den Hintergrund, während die Abgeschlagenheit der Glieder eine erhebliche Steigerung erfuhr.

In den schwereren Fällen dagegen stieg die Pulsfrequenz sehr bald auf 120, ja 140 Schläge in der Minute; der Puls war grofs, aber leicht zu comprimiren; die Blutwelle setzte sich nicht scharf ab, sondern hatte etwas Schwankendes und die Respiration wurde häufiger und ängstlicher. Die Zunge, nachdem ihre Oberfläche ganz trocken, gelbbraun und rissig geworden war, wurde schwer beweglich und starr. In einigen Fällen fand sich (z. B. bei Hrn. v. Frantzius und bei einem städtischen Beamten in Sohrau im Anfang der 2ten Woche) auch ein fuliginöser Belag der Zähne, ein mehr bräunlicher, dicker Belag der Zunge ein. Bei Allen behielt die Haut den Calor mordax, bei Einigen trotz ziemlich ausgedehnter, klebriger und stinkender Schweifse; die Petechien vermehrten sich allmählich und die ganze Körperoberfläche bekam ein fleckiges, hyperämisches, raschartiges Ansehen. Die Schwerhörigkeit stieg bei Einzelnen zu einer wahren Taubheit. Die Schwäche wurde extrem, der Unterkiefer hing schlaff herunter, das Ergreifen der Getränke mit den Lippen und das Herunterschlucken war sehr beschwerlich, die Ringmuskeln der Augenlider wurden nicht ganz im Schlaf geschlossen und das Auge war meist nach oben und innen gerollt; strengten sie dasselbe zu Bewegungen an, so hatte der Blick etwas Stieres und gleichzeitig Unsicheres. Bei Einigen kamen Zuckungen von verschiedener Heftigkeit, bald als eine Art von Sehnenhüpfen, bald als ausgedehnte krampfartige Zufälle. In Sohrau sah ich aus der Praxis des Dr. Wachsmann eine Frau in diesem Stadium, welche nach der sehr ausdrucksvollen, plastischen Darstellung ihrer Tochter einen allgemeinen convulsivischen Anfall gehabt hatte; sie wurde dennoch hergestellt. Das Gesicht war meist stark geröthet, der Kopf heifs. Manche sprangen in diesem Zustande aus dem Bett auf und liefen eine Strecke fort; bei den Meisten fanden sich leichte Delirien bei Tage und bei Nacht. Zuweilen hatten diese entschieden den Charakter der Exaltation, selbst der furibunden; gewöhnlich waren sie depressiver Natur, abwechselnd mit einem soporösen Zustande. So sagte ein Mann sehr bezeichnend in einem fort, er sähe in allen 4 Ecken des Zimmers Unglück. — Bei Einzelnen trat auch eine lebhaftere katarrhalische Diarrhoe auf, ohne jedoch die Erscheinungen zu steigern oder eine grofse Heftigkeit zu erreichen; Meteorismus darnach war sehr selten. —

Je nach der Intensität war auch die Dauer dieser Erscheinungen, die Dauer des Akme-Stadiums überhaupt sehr verschieden. In den leichteren Fällen ging es schnell vorüber: das Exanthem kam am 3ten, 4ten, 5ten Tage der Krankheit, die Symptome hielten sich in einiger Intensität bis zum Ende der Woche oder doch nur wenige Tage bis in die nächste Woche hinein, um in die des 3ten Stadiums überzugehen. Die meisten Kranken, welche ich gesehen habe, gehörten dieser Form zu, und da ich sie insbesondere im Lazareth zu Sohrau genauer zu verfolgen Gelegenheit hatte, so werde ich später einige dieser Fälle im Detail mittheilen. — In den schwereren Fällen dagegen pflegte die höchste Steigerung der Erscheinungen gegen den 9ten — 10 Tag, bei wenigen später,

z. B. erst gegen den 14ten, einzutreten. Immer aber setzte sich hier das Akme-Stadium über den Anfang der ersten Woche hinaus fort und fast immer umfafste es die zweite Woche noch ganz. Die meisten Kranken, welche diese Form der Krankheit zeigten, waren kräftige, gut genährte Leute, so dafs man an ein bestimmtes Verhältnifs der Intensität der Krankheit zu dem Kräftezustande des Individuums zu denken gezwungen war, — eine Combination, die in der grofsen Prädisposition junger und kräftiger Personen zum Typhus überhaupt eine gewisse Bestätigung findet. Dagegen bestand kein bemerkbares Verhältnifs zwischen dem Auftreten des Roseola-Exanthems und der Heftigkeit der Krankheit; freilich stand es bei manchen Kranken der schwereren Art etwas länger als gewöhnlich, allein bei andern erblafste es auch, wie bei leichteren Fällen. In Fällen der ersten Art aber kam es doch vor, dafs es noch bis zum 10ten, ja 14ten Tage zu sehen war. Auch die Ausdehnung der Petechien entsprach nicht der Gefährlichkeit des Krankheitsverlaufes. Ich habe leichte Fälle mit sehr reichlichen Petechien und schwere mit sehr wenigen gesehen; andere Aerzte haben tödtlich verlaufene Fälle ohne Petechien gesehen. Ich kann daher nur die Meinung aussprechen, dafs weder die Roseola, noch die Petechien eine bestimmte prognostische Bedeutung hatten. —

Bei denjenigen Kranken, welche nicht in dieser Zeit als Opfer der Krankheit fielen, (auf welche ich in dem nächsten Abschnitt zurückkommen werde) brach sich nun die Gewalt der Krankheit und es begann das dritte Stadium, welches wir als das der Abnahme der Krankheit bezeichnet haben. Es entspricht zum Theil dem nervösen Stadium anderer Autoren, insofern darin die Erscheinungen der Schwäche, der Erschöpfung, der Depression am ausgeprägtesten und reinsten hervortraten. In den leichteren Fällen begann diefs Stadium, wie aus den obigen Angaben folgt, schon mit der 2ten Woche der Krankheit, in den schwereren konnte man es von der 3ten an rechnen, so also, dafs der Eintritt desselben zwischen dem 7ten — 14ten Tag gesetzt werden kann, ohne dafs ich jedoch einem bestimmten Tage den Vorzug geben möchte.

Für gewöhnlich bezeichneten sogenannte kritische Erscheinungen den Uebergang. Bei Allen verlor die Haut das brennende, stechende Gefühl des Calor mordax, bei Vielen stellten sich leichte Schweifse ein oder wurde doch die Körperoberfläche weich und feucht. In wenigen Fällen fanden sich Frieselbläschen, namentlich am Rumpf. Die Meisten liefsen einen veränderten Harn. In der Mehrzahl war derselbe zwar noch sauer, aber er machte starke Sedimente von harnsaurem Ammoniak, welche jedoch nicht von der reichlichen Farbstoff-Abscheidung, wie bei Wechselfiebern, in der Reconvalescenz von Entzündungen mit grofsen Exsudaten etc. begleitet waren (*Sedimentum latericium, roseum*), sondern eine mehr lehmige, schmutzig graubraune oder weifslich braune Farbe hatten. Bei Einigen wurde der Harn aber entschieden alkalisch und machte schnelle und reichliche Abscheidungen von Ammoniakmagnesiaphosphat (Tripelphosphat) in grofsen Krystallen. Diese Veränderungen im Harn dauerten mehrere Tage hintereinander an; dann wurde der Harn klar, orange oder strohgelb. — Auch die Zunge fing von den Rändern her feucht zu werden an, die trockenen Stellen in der Mitte erweichten sich oder lösten sich in braunen Borken ab. Der Husten wurde wieder reichlicher und löste leichter einen schaumigen, bald weifslich, schleimig-eiterig aussehenden Auswurf.

Wie die Erscheinungen der Hautcongestion sich minderten, sah man auch das Gesicht schnell blafs werden, und die Kranken bekamen oft im Lauf eines einzigen Tages ein collabirtes, erschöpftes Aussehen, während sie noch bis dahin das Bild einer ungeschwächten Ernährung dargeboten hatten. (Diefs gilt natürlich von den durch Hunger schon vorher Erschöpften nicht.) Auch trat die ungeheure Schwäche der Muskeln erst jetzt so recht in das subjektive Gefühl der Kranken, denn jetzt handelte es sich nicht mehr blofs um eine falsche Schwäche, um eine Trägheit der Bewegung, um eine gehinderte Bewegung aus Hemmung der Erregung, sondern um eine wahre Schwäche, um die Hinderung der Bewegung trotz vollständig geschehener Erregung. Gleichzeitig begannen auch die Muskelschmerzen bei vielen Kranken wieder mehr hervorzutreten, mit dem Unterschiede jedoch, daſs mehr einzelne Muskelpartien in wechselnder Art als schmerzhafte bezeichnet wurden.

Die Zahl der Herzcontraktionen blieb bei Allen noch vermehrt. In den leichteren Fällen sank sie allerdings ziemlich schnell, so daſs in einigen Tagen die Frequenz von 100—96 auf 84—76 herunterging, allein in den schwereren bestand eine gröſsere Zahl noch fort und ich habe Fälle gesehen, wo 110—120 Schläge gezählt wurden. Bei Allen war der Puls im höchsten Grade elend, der Anschlag der Blutwelle sehr schwach, die Spannung der Arterienwand unbedeutend, der Puls mit der gröſsten Leichtigkeit zu comprimiren. — Gehirnerscheinungen, auſser einer mäſsigen Schwäche des Gedächtnisses und einer Neigung zu unruhigen Träumen bei den schwereren Fällen, habe ich nicht gesehen.

Die Petechien verschwanden bei den meisten Kranken während dieses Stadiums, indem sie allmählich vom Rande her blasser wurden, sich verwischten und zuweilen einen leichten Stich in's Gelbliche bekamen, und endlich ohne Rückstand resorbirt wurden. Bei Einzelnen dagegen vermehrten sie sich noch während dieses Stadiums, wurden besonders an den peripherischen Theilen, den Enden der oberen und unteren Gliedmaaſsen dichter, confluirten zum Theil zu gröſseren, unregelmäſsigeren Flecken, die jedoch, so viel ich gesehen, nie den Umfang einer Linse überstiegen. Auch in diesen Fällen geschah die Rückbildung ganz in der angegebenen Weise, setzte sich aber dann bis in die Reconvalescenz hin fort.

Die Dauer dieses Stadiums war sehr unbeständig und eine bestimmte Abgrenzung desselben ist überhaupt nicht möglich. Der Uebergang in das vierte Stadium, das der vollkommenen Reconvalescenz, geschah so allmählich, so ohne Absätze oder bestimmt charakterisirende Erscheinungen, daſs es vollkommen willkürlich sein würde, einen fixen Termin angeben zu wollen. Im Allgemeinen kann man sagen, dafs die leichteren Kranken mit dem Ende der 2ten, die schwereren mit dem Anfang der 4ten Woche in die entschiedene Reconvalescenz eingetreten zu sein pflegten. Es konnte aber die Reconvalescenz als eingetreten angesehen werden von dem Zeitpunkt an, wo der Puls auf seine normale Frequenz zurückgekommen war. Hr. Prof. Kuh, der am 19. Febr. erkrankt war, befand sich am 9. März, wo ich ihn in Breslau wiedersah *), also nach 4 Wochen, eigentlich noch im 3ten Stadium der Krankheit, allerdings gegen das Ende desselben, allein er hatte dasselbe auch unter den ungünstigsten Verhältnissen erreicht. Hr. Dr. Neumann erkrankte in Radlin am Abend des 23. Febr. und liefs sich nach einer unruhigen Nacht schon am folgenden Morgen nach Loslau bringen, wo ich ihn sah. (Er hatte mäfsiges Fieber, den Kopf subjektiv etwas eingenommen, Calor mordax bei feuchter Haut, leichten Belag der Zunge.) Er ging dann sogleich nach Breslau, und als ich ihn dort am 9. März, also im Beginn der 3ten Woche nach der Erkrankung, aufsuchte, hatte ich die grofse Freude, ihn schon vollständig in der Reconvalescenz zu finden.

Die Erscheinungen während der Reconvalescenz waren hauptsächlich solche, welche eine unmittelbare Fortsetzung der schon eingeleiteten Zustände ausdrücken. Zunächst eine allgemeine Schwäche an dem Apparat der quergestreiften Muskeln. An den Muskeln der äufseren Theile verband sich damit bei Vielen eine grofse Steigerung der Schmerzhaftigkeit. Wenn man diese Leute fragte, ob ihnen noch etwas fehle, so konnte man sicher sein, dafs sie irgend eine Stelle als schmerzhaft bezeichneten; fragte man weiter, so zeigten sie eine neue Stelle, und ging man dann zu der eigenen Untersuchung, so konnte man drücken, wo man wollte, überall hiefs es: *boli, boli*, es schmerzt! In dem Lazareth zu Sohrau lag ein junges Mädchen, das an so heftigen Schmerzen in den Fufssohlen litt, dafs sie 3 Nächte und Tage hinter einander nicht schlafen

*) Vor seiner Wohnung hatten die Breslauer Aerzte eine schwarze Tafel mit der Inschrift: „Typhus" aufgestellt.

konnte, sondern immer weinte. — Die gesunkene Energie der Herzbewegungen war schon an dem elenden Pulse hinlänglich bemerkbar, allein es kam dazu die Häufigkeit einer Erscheinung, deren Abhängigkeit von einer solchen Ursache ich früher gezeigt habe, nämlich die spontane Gerinnung des Bluts in den Venen. (Vgl. Beiträge zur exper. Path. und Physiol. 1846. Hft. 2. pag. 39.) Ich habe dieselbe durch 2 Autopsien constatirt; einen dritten, höchst interessanten Fall, den ich genauer mittheilen werde, von Obliteration der Vena jugularis interna habe ich in dem Lazareth zu Sohrau bei Lebzeiten beobachtet.

Der Bronchialkatarrh steigerte sich bei Manchen zu wirklicher Pneumonie. Schon im 3. Stadium fanden sich zuweilen Schmerzen in der Brust, besonders beim Husten, und das Athemgeräusch in den unteren und hinteren Lungentheilen wurde unbestimmt; im 4. Stadium begann dann feinblasiges Knistern, während die Spula Beimengungen von Blut zeigten. Ich habe indefs keinen Fall gesehen, wo die Ausdehnung oder der Verlauf dieser Pneumonien bedenklich gewesen wären, wenn sie zeitig behandelt wurden; einen Fall, wo die Pneumonie chronisch geworden war und den Tod herbeigeführt hatte, werde ich später mittheilen.

Decubitus am Kreuz habe ich nie gesehen. Dagegen sind mir mehrere Fälle von brandigem Absterben der Extremitäten gezeigt worden. In einigen derselben liefs es sich durch die Anamnese nicht sicher feststellen, ob dieser Brand nicht durch Erfrieren entstanden sei, eine Annahme, die natürlich bei Leuten sehr nahe lag, die mit blofsen Füfsen auf Schnee und Eis gehen. Haben wir doch Kinder mit nackten und ödematösen Füfsen auf gefrorenen Landstrafsen im Schneewasser waten sehen! In manchen Fällen liefs es sich dagegen kaum bezweifeln, dafs der Typhus die unmittelbare Ursache des Brandes gewesen sei. So zeigte mir Hr. Dr. Babel in Lonkau einen 15—16jährigen Knaben, bei dem der rechte Fufs bis zur Mitte der Metatarsalknochen mumificirt, schwarz und eingetrocknet war, links die Zehen sich in einem ähnlichen Zustande befanden und eine tiefe Demarkationslinie sich überall zu bilden begann: dieser Knabe hatte Typhus gehabt und den Brand bekommen, bevor noch die scharfe Kälte eingetreten war. Herr Regimentsarzt Zillmer in Gleiwitz theilte mir einen andern Fall mit, wo der Unterschenkel bis zum Ende des oberen Drittheils brandig geworden und eine spontane Amputation (durch Brechen der Knochen beim Aufstehen aus dem Bett) erfolgt war.

Einzelne Aerzte wollten Parotiden gesehen haben, doch waren solche Fälle sehr vereinzelt. — Atrophien und Oedeme waren, wie sich von selbst versteht, bei schlecht ernährten und vernachlässigten Personen sehr häufig, zumal da die voraufgegangenen Wechselfieber an sich schon dazu disponirten. Ich werde einen solchen Fall noch mittheilen. Bei den kräftigeren Personen, wo die Krankheit keine hohe Intensität erreicht hatte, war die Abmagerung sehr unbedeutend, und ihre Reconvalescenz pflegte sogar in dieser Beziehung den entschiedensten Contrast zu unserm Abdominaltyphus darzubieten. War die Form der Krankheit aber sehr schwer, so kam auch hier eine ganz extreme Abmagerung zu Stande.

Endlich mufs ich derjenigen Störungen der Reconvalescenz erwähnen, welche durch grobe Diätfehler bedingt wurden. Diese Störungen waren, wo ich auch davon gehört habe, immer von der allerbedenklichsten Art. Ich sah den ersten Fall dieser Beschaffenheit in Loslau in der Praxis des Dr. Türk. Ein Mann, der sich in der 6ten Woche der Krankheit vollkommen in der Reconvalescenz befunden hatte, war plötzlich nach dem Genufs von Leber, die er sich mit einer sauern Sauce hatte zubereiten lassen, auf's Heftigste erkrankt. Als ich ihn sah, mufste man an seinen baldigen Tod denken: ganz collabirtes Gesicht, sehr abgemagerter Körper, Puls von 130 sehr elenden Schlägen, die Respiration häufig, oberflächlich, stertorös, Durchfälle, Erbrechen, heftige Schmerzhaftigkeit im rechten Hypochondrium, das im grofsen Umfange einen matten Ton zeigte. — Der zweite Fall war Hr. Wundarzt Preifs in Rybnik, der in der 5ten Woche der Krankheit gleichfalls in der vollständigsten Reconvalescenz gewesen war. Nachdem er am 23. Febr. etwas viel Buttermilch (die um diese Jahreszeit immer nicht besonders gut ist) genossen hatte, fühlte er plötzlich eine grofse Aufregung, bekam einen heftigen Schüttelfrost, dem Hitze mit sehr heftigem Fieber (Puls von 160 Schlägen) und reichlichem, galligem Erbrechen folgte. So dauerte der Zustand an bis zum Morgen des 24., wo ein neuer heftiger Schüttelfrost eintrat, um in ein neues Stadium der Hitze, des Fiebers und Erbrechens überzugehen. Am Abend dieses Tages, wo ich den Kranken sah, war keinerlei Localaffektion zu entdecken; das Erbrechen stark gallig. Am Morgen des 25. ein neuer Schüttelfrost. Herr Kreisphysikus Kunze gab nun Chinin, die Frostanfälle blieben aus, allein das Erbrechen wurde um so hartnäckiger. Champagner schien es Anfangs zu unterdrücken, allein bald kehrte es wieder, ging in Schluchzen über und der Kranke starb am 5. März. Eine anatomische Untersuchung ist leider nicht gemacht worden, da ich um einen Tag zu spät in Rybnik eintraf, und es kann die in den letzten Tagen aufgekommene Vermuthung, dafs sich hier, wie in dem zuerst erwähnten Fall eine Leberaffektion ausgebildet habe, nicht weiter besprochen werden.

Eine ausgedehnte, eigentliche Abschuppung habe ich nicht gesehen. —

Ich schliefse diesen Abschnitt mit der Mittheilung einiger Krankengeschichten aus dem Lazareth zu Sohrau, welche im Allgemeinen die herrschende, leichtere Form der Krankheit wiedergeben. Ich habe sie so ausgewählt, dafs jede derselben etwas Charakteristisches darbietet, werde mich aber der weiteren Bemerkungen darüber enthalten, da die voranstehenden Angaben meine Ansichten weitläuftig genug wiedergeben.

Fall I. Alois Waligura, ein junger kräftiger Mensch von etwa 20 Jahren, befand sich gleichzeitig mit seinem Vater (vgl. Fall VI.) und seiner Schwester im Lazareth. Zuerst war die Schwester, dann der Vater, zuletzt der Sohn erkrankt. Ohne einen eigentlichen Frost gehabt zu haben, fühlte er sich vor 4 Tagen abgeschlagen, leicht eingenommen, fröstelnd, so dafs er sich legte. Als ich ihn am 29.

Februar im Lazareth sah, gab er ganz verständige Relationen, klagte über leichtes Kopfweh und Summen vor den Ohren, war mäfsig schwerhörig, das Gesicht leicht geröthet. Er fühlte sich sehr matt und hatte heftige Schmerzen in den unteren Extremitäten, die sich von den Füfsen bis zum unteren Ende der Oberschenkel erstreckten und bei Bewegungen und beim Druck zunahmen, ohne dafs man eine Veränderung der Theile wahrnehmen konnte. Die Haut war weich, etwas duftend, intensiver Calor mordax; am untern Theil der Brust, am Oberbauch und Rücken eine mäfsig verbreitete Roseola, die einzelnen Flecke leicht erhaben, in der Mitte etwas dunkler, beim Fingerdruck auf einen Augenblick verschwindend. Der Puls machte 96 ziemlich grofse und volle Schläge; der Harn etwas salurirt, sauer. Auch jetzt fröstelte ihn noch fortwährend. Häufiger Hustenreiz, beim Husten etwas Schmerzen in der Brust; bei der Auskultation hörte man besonders hinten in der Gegend der gröfseren Bronchialstämme Pfeifen bei der Inspiration, hinten und unten zum Theil unbestimmtes Athmen. Die Zunge roth, nur in der Mitte leicht weifs belegt; der Leib weich, in beiden Hypochondrien etwas schmerzhaft, allein keinerlei Veränderung der Leber oder Milz durch Palpation oder Perkussion zu ermitteln. Der Stuhlgang normal, fest. — Die Nacht verging ziemlich ruhig; am nächsten Tage hat das Sausen in den Ohren zugenommen, das Exanthem sich über die Brust weiter ausgedehnt. Die Füfse sind immer noch sehr schmerzhaft; er fühlt sich sehr schwach. Puls 92, grofs, ziemlich kräftig. Zunge feucht, leicht weifslich; es ist noch Appetit vorhanden. — Am 2. März ist das Exanthem fast ganz verblafst, die Haut weich, nicht sehr heifs, weniger brennend; Puls 96, mäfsig grofs, leicht zu comprimiren. Das Gesicht blasser, etwas collabirt. Zunge feucht, leicht weifslich belegt. Leib weich, nicht schmerzhaft. Starkes Summen, Zunahme der Schwerhörigkeit. Husten häufig, feucht, löst leicht ein geformtes, weifses Sputum; man hört hinten rechts unbestimmtes Athmen mit starkem Pfeifen, links unbestimmtes Athmen, vorn auf beiden Seiten oben starkes Pfeifen, unten unbestimmtes Athmen mit Schnurren. Heftige Schmerzen in den Fufssohlen und Unterschenkeln bis zu den Knieen. — Am 3. ist das Exanthem ganz verschwunden, der Kranke fühlt sich wohler, nur klagt er über Schwindel, Schmerzen in den Füfsen und Unterschenkeln und grofse Schwäche. Die Zunge ist feucht und rein, der Puls macht 80, etwas matte Schläge, der Harn klar, strohgelb, neutral. Die Respirationsgeräusche sind reiner, die

Brustschmerzen ganz verschwunden, die Expektoration mäfsig, leicht schleimig-eiterig. — Am 4. der Kopf etwas freier, die Schwerhörigkeit läfst nach. Die Respiration wird freier, der Auswurf ist ziemlich reichlich, man hört nur noch rechts unten auf der Höhe der Inspiration Pfeifen. Das Fieber läfst immer mehr nach. — Am 5. 6. und 7. ging es so ruhig fort, die Schwerhörigkeit liefs fast ganz nach, der Kopf blieb vollkommen frei, der Husten ermäfsigte sich, der Appetit wurde lebhaft und die Schmerzen in den Füfsen verminderten sich. Nur die Schwäche blieb noch.

Fall II. Halbhaufs, Schreiber aus Loslau, 20 Jahr alt, ein kräftiger, gut ernährter Mann aus einem nicht durchseuchten Hause, ist nach einer Mittheilung des Herrn Dr. Sobeczko, der ihn schon dort gesehen hat, am 26. Febr. erkrankt (wahrscheinlich ist aber die Krankheit damals nur sehr intensiv geworden, hat aber länger bestanden). Als ich ihn am 29. im Lazareth sah, war der Kopf sehr eingenommen, die Wangen stark bläulich geröthet (venöse Hyperämie), heifs, die Augen stier und glänzend, sehr starke Schwerhörigkeit. Wenn der Kranke, ohne von aufsen her angeregt zu werden, dalag, so begannen sehr bald mussitirende Delirien. Die Haut war weich, etwas feucht, heftiger Calor mordax; auf der Brust sparsames Exanthem. Der Puls machte 132 mäfsig grofse, ziemlich kräftige Schläge in der Minute. Die Zunge war feucht, leicht weifslich belegt; der Leib weich, nirgends schmerzhaft, allein es waren einige dünne, unwillkürliche Stuhlausleerungen erfolgt. Seltener, mehr trockener Husten. — Die folgende Nacht unruhig, der Kranke spricht viel vor sich hin. Am Morgen des 2. ist der Kranke von einer grofsen Unruhe heimgesucht, er stöhnt viel, will aus dem Bett. Sein Aussehen ist wesentlich verändert, er sieht viel klarer aus. Die Haut ist warm, aber nicht brennend, sondern von ziemlich reichlichen Schweifsen bedeckt; die Zunge feucht, dick gelblich belegt, der Belag sich pflasterförmig ablösend. Der Puls macht in den Morgenstunden 100 ungleich kräftigere, nicht ganz zu unterdrückende Schläge. Das Exanthem steht noch. Die Stuhlausleerungen sind freiwillig erfolgt, breiig; der Leib weich. — Am Abende fand nach einer Mittheilung des Dr. Sobeczko eine starke Exacerbation des Fiebers statt, die Pulsfrequenz mehrte sich, die Haut wurde trockener und heifser. — In der Nacht etwas ruhiger Schlaf. Am Morgen des 3. grofse Mattigkeit, heftige Schmerzen in den Füfsen, lebhafte Unruhe, sehr bedeutende Schwerhörigkeit. Die Haut ist weich und warm, das Exanthem verschwunden. Die Zunge feucht, mit einem leicht weifslichen Belag. Der Puls macht 104 kleine, leicht zu comprimirende Schläge. Der Harn ist klar, salurirt und sauer. Einige breiige Stuhlausleerungen. Wenig Husten. — In der Nacht wieder etwas Schlaf. Am Morgen des 4. grofse Schwäche, das Gesicht blafs und erschöpft aussehend; viel Sausen in den Ohren, grofse Schwerhörigkeit; die Füfse schmerzhaft. Die Haut feucht, etwas schwitzend; der Harn dunkel, sauer, mit einem starken, flockigen, schmutzig bräunlichen, meist aus harnsauren Salzen und Schleim bestehenden Sediment. Der Puls macht 100 leicht zu comprimirende Schläge in den Morgenstunden, später steigt seine Frequenz etwas. — Auch in der folgenden Nacht wieder Schlaf. Am Morgen des 5. die Schwerhörigkeit etwas geringer, doch noch viel Sausen in den Ohren; grofse Unruhe. Die Haut weich, aber nicht feucht; der Harn flammig, dunkelbräunlich, alkalisch, mit einem starken Sediment und einem Häutchen, beide aus grofsen Tripelphosphatkrystallen bestehend. Der Puls macht 116, kleine und schwache Schläge. Auf dem Kreuzbein eine leichte Erosion, die viel Schmerz erzeugt. Die Zunge feucht und rein, der Leib weich, nicht schmerzhaft, kein Durchfall. — Am 6. nach einer ruhigen, im Schlaf verbrachten Nacht subjektiv besseres Befinden; die Schmerzen in den Gliedern und der Husten haben ganz nachgelassen; das Sausen besteht noch fort; die Zunge ist feucht, es findet sich Appetit ein. Der Harn macht fortwährend reichliche Abscheidungen des Tripelphosphats; der Puls erreicht noch die Zahl von 112 Schlägen. — Am 7. ist das subjektive Befinden sehr gut, der Puls ruhiger; der Harn ist trüb, hat ein grofses, flokkiges, schleimig aussehendes Sediment gemacht.

Fall III. Johann Klimczar, 34 Jahr alt, ein Goralle aus Ungarn*), ein sehr kräftiger, schön gebauter Mann, war zuerst vor 10 Tagen in Tarnowitz erkrankt und hatte schon in Beuthen 4 Tage zu Bett gelegen. Er hatte damals namentlich über grofse Schwäche

*) Die Gorallen sind Bergbewohner (*gora* Berg), die mit getrocknetem Obst u. a. in die Fremde ziehen und handeln. Sie zeichnen sich durch ihre eigenthümliche Tracht (enge Beinkleider, grofse platte Hüte, braune Regenmäntel) und ihren schönen Wuchs aus.

zu klagen; der Arzt gab ihm ein Brechmittel, worauf sich Durchfall einstellte. Am 29. Febr. wurde er in das Lazareth zu Sohrau aufgenommen. Er klagte über Schlaflosigkeit, Kopfschmerz, besonders im Vorderkopf und starkes Summen vor den Ohren (*huczy*); das Gesicht war stark geröthet, die Stirn heifs, die Augen glänzend. Die Haut war gleichfalls überall stark turgescirend, brennend heifs, obwohl etwas schwitzend; das Exanthem über Brust und Bauch ziemlich stark ausgebreitet, aber bei der allgemeinen Röthung der Haut ziemlich blafs. Der Puls machte 104 ziemlich grofse, volle und kräftige Schläge. Die Zunge war roth und feucht, der Durst mäfsig, der Leib weich und nicht schmerzhaft, seit 2 Tagen Durchfall vorhanden. Husten hatte er Anfangs gehabt, jetzt nicht. Die Füfse schmerzten ihn heftig, waren aber weder geschwollen, noch überhaupt verändert. — Die Nacht verging etwas unruhig, jedoch ohne Delirien. Am Morgen des 1. März kein Kopfschmerz mehr, die Gedanken vollkommen klar, aber ein Sausen, als wenn eine Mühle im Kopfe arbeitete. Die Füfse gleichfalls nicht mehr schmerzhaft. Die Haut mäfsig heifs, das Exanthem blafs; der Puls 104 mäfsig kräftige, etwas kleinere und weichere Schläge machend. Die Zunge trocken, in der Mitte bräunlich und rissig; ein dünner Stuhlgang. Nach dem Essen wurde die Zunge sehr bald feucht und zeigte dann einen weifslichen Belag. Nachmittags bemerkte ich zuerst einige Petechien am Bauch. — Die Nacht etwas unruhig, er hat hie und da vor sich hingesprochen. Am Morgen des 2. sehr schwach, viel Summen im Kopf, grofse Schwerhörigkeit. Er hustet viel, wirft zähe, schaumige glasige Sputa aus, hat beim Husten nur Schmerzen im Kopf, nicht in der Brust; man hört hinten zu beiden Seiten der Wirbelsäule grofsblasiges Rasseln. Die Haut ist feucht und weich; der Puls macht 128 ziemlich schwache und elende Schläge. Die Zunge ist feucht, leicht weifslich; Harn und Stuhlgang, der dünn ist, werden in's Bett gelassen. Die Roseola ist verschwunden; die Petechien besonders auf dem Bauch vermehren sich. Die Schmerzhaftigkeit der Füfse hat ganz aufgehört. — Nacht etwas ruhiger. Am 3. Schwerhörigkeit sehr stark, Schwindel und grofse Schwäche. Die Haut ist weich, nicht mehr brennend; die Congestionen zum Kopf haben nachgelassen, das Gesicht ist blafs; die Petechien ziemlich reichlich. Der Puls macht 92 ziemlich kleine und schwache Schläge; der Harn ist klar, strohgelb, stark sauer. Die Zunge feucht, leicht weifs belegt; kein Durchfall mehr. Der Husten ziemlich häufig, der Auswurf leicht, grofse, geballte, schleimige, aber schon weifsliche Klumpen bildend. — Am 4. Befinden besser. Stuhlgang angehalten; der Appetit kehrt zurück. Die Petechien fangen an sich zurückzubilden. Der Puls macht 100 etwas kleine Schläge. — Am 5. Ausscheidungen von harnsaurem Ammoniak im Harn, die einige Tage anhalten, worauf der Harn wieder klar und strohgelb wird. Das Befinden der Kranken gut, die Pulsfrequenz nimmt dauernd ab, die Schwerhörigkeit verliert sich, nur die Schwäche bleibt dauernd.

Fall IV. Trautvetter, 27 Jahr alt, Schmied, von Tepliwoda bei Münsterberg gebürtig, ein sehr kräftiger und gut genährter Mann, erkrankte am 25. Febr. in einem Hause, wo sonst niemand krank war. Nach einem heftigen Frost kam Hitze, Kopfweh und Mattigkeit. Diese Erscheinungen steigerten sich sehr bald so, dafs er seine Arbeit aufgeben und sich am 27. zu Bett legen mufste. Als ich ihn am 2. März im Lazareth sah, klagte er hauptsächlich über Schwäche und Abgeschlagenheit; der Kopf war frei, das Gehör fast gar nicht alterirt. Die Haut war feucht und warm, an der Oberbauchgegend und in den Hypochondrien einzelne, blafsblaurothe Roseolaflecke; der Urin dunkel, trüb, wie schlechtes Braunbier, sauer; der Puls 96 unkräftige Schläge machend. Die Zunge feucht, leicht weifs belegt, der Leib weich, die Stuhlgänge selten, aber dünn. Mäfsiger Husten. — In der Nacht etwas Schlaf. Am 3. Morgens leichtes Kopfweh, grofse Mattigkeit. Die Haut mäfsig heifs, weich; einzelne, isolirte Exanthemflecke am Rumpf. Der Harn dunkel, sauer, mit einem starken, flockigen, weifslichen Sediment aus harnsauren Salzen. Der Puls 76 ziemlich kräftige und volle Schläge machend. Die Zunge feucht, mit einzelnen, pflasterartig angeordneten Epithelialmassen belegt; Leib weich; Stuhl angehalten. Katarrh der Conjunctiva. Husten etwas häufiger und feuchter. — Die Nacht wurde viel durch Husten gestört. Am 4. Klage über ungeheure Muskelschwäche, Kopfschmerzen, aber kein Ohrensummen. Haut mäfsig warm und weich; das Exanthem ist verschwunden. Der Puls macht 96 etwas kleine, aber kräftige Schläge. Häufiger, feuchter Husten; die Sputa weifslich, geballt, schleimig. Die Zunge unverändert, mit weifslichen Bröckeln belegt; 3 dünne, sehr reichliche Stuhlausleerungen; Leib weich, schmerzlos. — Am 5. Haut warm und trocken; Harn gelbbraun, etwas trüb, sauer, Puls 88, klein, leicht zu comprimiren. Grofse Schwäche, viel Unruhe und Stöhnen; mäfsige Schwerhörigkeit. Katarrh der Conjunctiva stärker, die Augenlieder sehr verklebt. Zunge

5*

feucht, mit einem weifsen, bröckligen Belag, wie zerrissen; kein Stuhlgang. Husten feucht; Auswurf reichlich, die Sputa grofs und weifslich, mehr eiterartig. — Am 6. Husten seltener; Zunge noch etwas streifig belegt; Harn dunkel, trüb bräunlich, sauer; Puls 80 ziemlich grofse und kräftige Schläge machend. Gröfserer Turgor der Haut. — Am 7. Zustand ganz ähnlich; der Bronchialkatarrh nimmt ab, der der Conjunktiva ist fast verschwunden; es bleibt noch grofse Schwäche.

Fall V. Marianna Kubiczkowa, 50 Jahr alt, eine sehr schwächliche, abgemagerte Person, kommt aus einem Hause, wo vor 14 Tagen ein Mann am Typhus erkrankte. Sie fühlte sich zuerst vor 4 Tagen unwohl, hatte Frost, Eingenommenheit des Kopfes, Schmerzhaftigkeit und Abgeschlagenheit der Glieder. Am 1. März wurde sie in's Lazareth aufgenommen, hatte noch immer Schmerz in den Füfsen, Schwindel und Ohrensausen. Ihr Aussehen war verhältnifsmäfsig gut. Die Haut warm, etwas feucht; am Rumpf, Hals und den Extremitäten zahlreiche, stecknadelknopfgrofse, in den obersten Hautschichten gelegene, hochrothe Petechien; Roseola nicht wahrzunehmen. Der Puls macht 80, mäfsig grofse, aber nicht kräftige Schläge. Die Zunge weifslich belegt, in der Mitte trocken, glatt und bräunlich, aber nach dem Essen, Trinken etc. eine Zeit lang feucht bleibend; Lippen und Zähne normal; Stuhlgang seit 2 Tagen angehalten; Leib weich, nur im linken Hypochondrium etwas schmerzhaft. Die Perkussion zeigt über den falschen Rippen links im grofsen Umfange matte Perkussion. (Zuletzt vor 5 Jahren Wechselfieber gehabt.) Husten selten und feucht. — Am 2. zeigt sich auf der trockenen, nicht heifsen Haut auf Brust und Bauch Roseola in blafsrothen, nicht erhabenen, 2''' im Durchmesser haltenden Flecken. Das Sausen vor den Ohren hat sich vermehrt, mäfsige Schwerhörigkeit. Lebhafte Schmerzen in den Füfsen. Katarrh der Conjunctiva. Puls 72, mäfsig grofs, weich. — Am 3., nachdem sie in der Nacht etwas geschlafen, grofse Mattigkeit. Kopf frei, Gehör ziemlich frei, aber Brausen. Haut trocken, etwas brennend; die Roseola ist wieder verschwunden; die Petechien sind noch eben so roth. Harn sparsam, bräunlich, sauer. Puls 92, klein und schwach. Husten mäfsig, etwas feucht. Zunge trocken, bräunlich und rissig; 2 dünne Stuhlgänge. Füfse sehr schmerzhaft. — Am 4. Schwerhörigkeit gröfser; Husten reichlicher, feuchter. Zunge in der Mitte rauh, etwas weifslich belegt. Puls 116, leicht wegdrückbar. Grofse Schwäche. — Am 5. Puls 116, grofs und leer; enorme Schwäche. Husten läfst etwas nach. Haut trocken, aber nicht heifs; die Petechien etwas mehr blauroth. Der Durchfall ist nicht wiedergekehrt. Reichlicher, klebriger, zäher Schleim im Rachen und an der Zungenwurzel abgesondert. — Am 6. Puls 140 kleine Schläge machend; die Zunge braun, trocken, in der Mitte etwas borkig. Seltener Husten; mäfsige Schwerhörigkeit; ungeheure Prostration der Kräfte. Die Petechien stehen noch.

Fall VI. Bernhard Waligura, 53 Jahr alt, Bäcker, Vater des Alois W. (Fall I), ein ziemlich abgemagerter und schlecht genährter Mann. Nachdem er sich schon 7 Wochen lang sehr matt und Schmerzen in den Beinen gefühlt hatte, erkrankte er vor 10 Tagen mit Frost, bekam dann sehr bald heftiges Kopfweh, Summen, Appetitlosigkeit, grofse Schwäche und einen quälenden Husten. In's Lazareth aufgenommen, steigerte sich seine Krankheit schnell, so sehr, dafs er am 26. Febr. die Sterbesacramente erhielt. Allein schon am 29. fand ich ihn in folgendem Zustande: Grofse Schwerhörigkeit, Stirnschmerz und Schwäche, allein vollkommen klare Relation. Die Haut mäfsig heifs, am Bauch, der Brust und den Armen Roseolaflecke, ziemlich klein, blafsblauroth, mit etwas dunklerem Centrum, nach dem Druck sehr schnell wiederkehrend. Der Puls 88 mäfsig grofse, leicht zu comprimirende Schläge machend. Respiration etwas beschleunigt; seltener, trockener Husten. Zunge feucht, leicht weifslich belegt; Leib weich, Milzgegend nicht verändert; Stuhl angehalten. — Am 1. war der Zustand nicht wesentlich verändert; das Exanthem stand noch, einzelne Flecke waren sogar etwas erhaben. Das Fieber mäfsig; der Husten etwas häufiger und zuweilen etwas schleimiger Auswurf. Katarrh der Conjunctiva. — Am 2. Befinden besser, aber noch grofse Schwerhörigkeit. Das Exanthem steht am Bauche noch, nur sind die Flecke sehr klein geworden und man sieht fast nur noch den blassen Mittelpunkt. — Am 3. treten einige Petechien, zerstreut an verschiedenen Punkten auf; das Exanthem ist fast verschwunden. Der Puls ganz ruhig. Haut weich, Ohrensausen, Schlaflosigkeit, etwas Eingenommenheit des Kopfes. Der Harn klar, sauer, orangegelb. — In den folgenden Tagen besserte sich das Befinden fortwährend, der Appetit stellte sich wieder ein, die Petechien wurden nicht sehr zahlreich, verschwanden bald, so dafs gegen den 6. die Reconvalescenz als erklärt angesehen werden konnte.

Fall VII. Eduard Gettler, 18 Jahr alt, Schuhmacher, war aus einem schwer durchseuchten Hause. In demselben waren nämlich aus der Familie Gettler 4 Personen, aus der Familie Kotrimba 6, Wyusna 2, Wilczek 1, zusammen 13 Personen gestorben. Aus der Familie Gettler starb der Vater, die Mutter, eine Schwester und ein Bruder; die übrig gebliebenen 4 Geschwister erkrankten gleichfalls alle; 2 davon befinden sich noch in einem Krankenhause, 2 (der in Rede stehende Kranke und seine Schwester) in dem Lazareth. Vater und Mutter starben schon vor Neujahr; der letzte der Insassen war Wyusna, der vor 8 Wochen starb. Gleich nach dessen Tode zog der Bauer Wilczek in die Wohnung des Wyusna, erkrankte und starb nach 14 Tagen. Die noch lebende Schwester Marianna Gettler pflegte ihn und erkrankte dann gleichfalls.

Eduard G. will sich in der 3ten Woche der Krankheit befinden. Im Winter 1846 — 47 hat er 4 Wochen lang Quartanfieber gehabt und sich durch Milch kurirt. Im Anfange dieser Krankheit, wo er schon geschwollene Füfse hatte, lag er 4 Tage lang auf einem kalten Boden.

Er hat jetzt (29. Febr.) ein blafses, gedunsenes Aussehen. Man sieht nicht mehr deutlich Exanthem, auch ist er nicht schwerhörig. Der Puls macht 100 mäfsig kräftige, obwohl kleine Schläge. Die Haut ist trocken, aber nicht heifs. Die Zunge feucht, leicht weifslich. Er klagt über Eingenommenheit des Kopfes und Unruhe. Die rechte Gesichtshälfte, besonders die Augenlieder sind stark ödematös aufgeschwollen; er klagt über heftige Schmerzhaftigkeit an der rechten Seite des Halses und über Unmöglichkeit, den Hals zu bewegen. Die Gegend von dem Sternal-Ansatz des Sternocleidomastoideus bis zum Winkel des Unterkiefers ist sehr schmerzhaft, sowohl spontan, als beim Druck; sie ist angeschwollen und man fühlt in der Richtung der Vena jugularis interna unter dem Sternocleidomastoideus bis gegen das Foramen jugulare hin einen harten Strang von der Dicke des kleinen Fingers, den man deutlich hin und her schieben kann. (Obliteration der Vene.) Die Schmerzhaftigkeit besteht seit 2 Tagen, die einseitige Geschwulst des Gesichtes seit 1 Tage. — Der Bauch ist überall schmerzhaft, namentlich im linken Hypochondrium; über den falschen Rippen erhält man in einer Ausdehnung von $^3/_4$' in der Länge und $^1/_2$' in der Breite einen matten Perkussionston. — Am 1. März besteht die Schmerzhaftigkeit am Halse fort, das einseitige Oedem des Gesichts hat zugenommen, der harte Strang ist immer noch deutlich zu fühlen. Aufserdem klagt er über Schmerzen an verschiedenen anderen Theilen; es zeigt sich, dafs alle Muskeln

(Extremitäten, Rücken, Brust) im höchsten Grad empfindlich sind. Sonst ist sein Befinden passabel. — Am 2. hat sich das Oedem, sowie die Schmerzhaftigkeit etwas verloren, der Strang aber ist noch immer und nur deutlicher zu fühlen. (Collateralkreislauf hergestellt.) Auch die Schmerzhaftigkeit der Muskeln geringer. Etwas Nasenbluten. — Am 3. Das Oedem ist noch mehr gefallen; der Harn klar, strohgelb, neutral. Von da ab war die Besserung dauernd.

Fall VIII. Marianne Gettler, 20 Jahr alt, Schwester des vorigen, in der 5ten Woche krank. Ein kräftig gebautes, gut gebildetes Mädchen, nicht sehr abgemagert. Nachdem sie schon am 29. Febr. über Schmerzen in der rechten Brust und quälenden Husten geklagt hatte, geschah diefs am 1. März noch mehr. Sie bezeichnete namentlich die rechte untere Seite der Brust als leidend. Die Perkussion ergab hier einen mäfsig gedämpften Ton bis 1'' unter der Achsel, und man hörte in dem ganzen unteren Lappen bei der Inspiration feinblasiges Knistern. Der Husten war sehr häufig, quälend und anhaltend; die Sputa schaumig, zähe und weifslich; Inspirationen geschahen in der Minute 44. Der Puls machte 120 kleine, verhältnifsmäfsig kräftige Schläge. Das Gesicht war etwas gedunsen, auf den Wangen livide Röthe (venöse Stauung). Zunge rein und feucht, Appetit. Heftiger Schmerz in den Füfsen. — Am 2. dieselbe Klage über die Brust, Perkussion unverändert, die Respirationsgeräusche aber grofsblasiger, hinten mehr unbestimmt mit Schnurren bei der Exspiration. Heftige Schmerzen in den Fufssohlen und von da bis in die Kniee. Haut trocken, nicht heifs. Puls 80, kaum zu fühlen. — Am 3. Ungeheure Schmerzhaftigkeit der Muskeln, sowohl spontan, als bei Bewegungen, an den Extremitäten sowohl, als an dem Rumpf. Husten häufig, Sputa zähe und weifslich, Respirationsgeräusch rechts unten immer noch rasselnd, das Gesicht ganz blafs und collabirt. Puls 80, fast verschwindend. Harn klar, strohgelb, leicht alkalisch. — Am 4. besonders Reifsen in den Händen, Schmerzen am Rumpf geringer. Husten reichlich, immer noch quälend. Puls 80, sehr schwach. — In dieser Weise ging es fort, die Brusterscheinungen ermäfsigten sich sehr langsam; das Uebrige blieb noch.

Fall IX. Johann Victor, 11 Jahr alt, hatte gegen Weihnachten letzten Jahres, da er in Baranowitz als Kuhhirt diente, Wechselfieber bekommen, das zuerst die Tertian-, dann die Quartanform darstellte und nachdem es 4 Wochen gedauert hatte, ohne ärztliche Hülfe verschwand. Jetzt will der sehr blasse, magere und schwächlich aussehende Knabe 3 Wochen krank sein. Der Kopf ist frei, leichtes Ohrensummen, die Augen klar und frisch, die Lippen blafs, sonst normal, die Zunge trocken, aber nicht borkig. Die Haut ist warm und trocken, auf der Brust leicht fleckig und desquamirend. Der Puls macht 100 kleine, aber ziemlich kräftige Schläge. Die Respirationen sind kurz, oberflächlich und wegen der grofsen Körperschwäche laboriös; man zählt 56 Inspirationen in der Minute. Er hustet häufig, wirft aber wenig aus; der Perkussionston ist überall normal, die Auskultation ergiebt links hinten leichtes Rasselgeräusch, rechts im ganzen Umfange des unteren Lappens theils grofs-, theils kleinblasiges Rasseln. — Er klagt überdiefs über Schmerzen im Bauch, der grofs und voll ist, etwas durch Gas aufgetrieben, fast überall einen tympanitischen Ton ergiebt, nur in der Cöcalgegend matt. Aufserdem ist die Milz deutlich durchzufühlen und die Perkussion giebt in dem Umfange von ½′ matten und leeren Ton. — Das Befinden des Kranken änderte sich im Lauf der folgenden Tage nicht sehr wesentlich, weshalb ich mich auf das Angeführte beschränke. —

In den vorstehenden Krankengeschichten habe ich theils frische, theils ältere und in der Reconvalescenz begriffene Fälle, wie sie die Mehrzahl der oberschlesischen Kranken ausmachten, zusammengestellt. Man wird daraus leichter, als aus langen Beschreibungen, ein Bild des Krankheitsverlaufs gewinnen; der Verlauf ist so einfach, dafs es sich nicht der Mühe verlohnt, darüber weiter zu reden. Manches hätte ich gern genauer beigebracht; allein die Unmöglichkeit, ein Krankenexamen anders als durch Dollmetscher zu führen, mit denen man sich zuweilen selbst nicht verständigen konnte, die Unvollständigkeiten eines eben erst eingerichteten und zum Theil noch in der Einrichtung begriffenen Lazareths, endlich die Kürze der Zeit werden mich entschuldigen. —

B. Der Tod und die Zustände an der Leiche.

Der Tod trat entweder auf der Höhe der Krankheit, im 2ten Stadium ein, oder er erfolgte in einer ungleich späteren Zeit durch Nachkrankheiten oder die schon erwähnten Störungen der Reconvalescenz durch grobe Diätfehler. Ich beschränke mich hier zunächst auf eine genauere Darstellung der ersteren Fälle, da diese von den letzteren zum Theil schon gegeben ist, zum Theil sich von selbst versteht.

Wenn der Tod im Akme-Stadium erfolgte, so geschah es fast immer zwischen dem 9ten und 14ten Tage unter fortwährender Steigerung derjenigen Erscheinungen, welche ich bei den schwereren Kranken beschrieben habe. Die Pulsfrequenz stieg mehr und mehr, bis zum Unzählbaren, die einzelnen Schläge waren meist grofs, aber sehr leicht zu comprimiren und waren häufig nicht deutlich von einander abgesetzt; zuletzt fühlte man nur ein undeutliches Unduliren. Der Kopf, der gewöhnlich stark nach hinten überhing, blieb fortwährend heifs, die Wangen stark geröthet, die Augenlider und Lippen standen fast immer offen, die Augäpfel waren nach oben und innen gewälzt; redete man die Kranken stark an, so dafs man die Schwerhörigkeit überwand, so machten sie immer noch den Versuch zu antworten, allein Zunge und Lippen versagten den Dienst. Ueberliefs man sie sich selbst, so verfielen sie bald in Delirien, die in der Mehrzahl mussitirende waren. Die Haut behielt ihre brennende Beschaffenheit, obwohl klebrige Schweifse nicht zu den Seltenheiten gehörten; bei den Meisten vermehrten sich die Petechien oder die ganze Haut bekam ein fleckiges, rothgesprenkeltes Ansehn, oder sah aus, wie Rasch, als wäre sie mit Blut unterlaufen, und doch waren diese Färbungen nur abhängig von Hyperämien des venösen Apparats. Die Respiration war sehr häufig, oberflächlich und keuchend. Partielle Muskelcontraktionen, Sehnenhüpfen, weniger Flockenlesen traten ein.

In dieser Weise hielten die Erscheinungen an, um in einer mehr und mehr steigenden Heftigkeit den Tod des Kranken herbeizuführen. Hielt man die Erscheinungen der letzten Lebensstunden mit den Ergebnissen der Autopsie zusammen, wie ich sogleich einen dahin gehörigen Fall mittheilen werde, so konnte man bestimmt aussagen, dafs zuletzt eine venöse Hyperämie des Gehirns zugegen gewesen sei, abhängig von der Stauung des Bluts in den Halsgefäfsen durch die Unvollkommenheit der Inspirationen und der Herzbewegungen. Als die eigentliche Ursache des Todes mufste aber dieselbe Ursache angesehen werden, welche das Fieber bedingte und die eben erwähnten Störungen in den Respirations- und Cirkulationsorganen hervorbrachte.

Wie gesagt, die meisten Todesfälle dieser Art kamen zwischen dem 9ten und 14ten Tage der Krankheit vor. Ich selbt habe keinen Fall gesehen, wo der Tod früher eingetreten wäre, und darin stimmten mir die meisten Aerzte in den Kreisen bei. Von Laien hörte man ganz gewöhnlich ungleich frühere Termine, z. B. den 3. Tag, und diese Fälle wurden gerade am meisten mit Ansteckung in Verbindung gebracht. Da ich darauf doch noch zurückkommen mufs, so will ich hier nur bemerken, dafs überall, wo ich noch eine genauere Nachforschung anstellen konnte, wenn auch die ersten Angaben noch so überzeugend ausgesehen hatten, sich herausstellte, dafs die betreffenden Personen schon vor dieser Zeit krank gewesen waren, sich aber vielleicht nicht früher niedergelegt hatten, oder damals erst den Arzt gerufen hatten etc. —

Anatomische Untersuchungen von Leichen waren bis zu meiner Ankunft in den beiden Kreisen überhaupt 4 gemacht worden: eine von Hrn. Prof. Kuh in Sohrau mit den dortigen Collegen, eine in Rybnik von den Herrn Doktoren Altmann und Biefel, eine in Loslau von den Herrn Doktoren Raschkow und Türck, eine in Pilchowitz von Hrn. Willim. Alle stimmten darin überein, dafs keine wesentliche Veränderung, namentlich keine Geschwürsbildung am Darm gewesen sei, höchstens wurde auch hier Anämie erwähnt; die Milz sollte meist vergröfsert und weich sein; bei einzelnen hatte sich eine Verminderung in der Consistenz des Gehirns gezeigt, bei einem Oedem des Glottis etc. — Ich selbst hatte Gelegenheit, 4 Autopsien anzustellen und theile des Genaueren wegen die Berichte in Substanz mit:

Fall X. Johann Soyka, ein junger kräftiger Mann, starb am Abende des 7. März in dem Lazareth zu Rybnik gegen den 14ten

Tag der Krankheit unter Erscheinungen, wie sie oben angegeben sind. Das Fieber war aufserordentlich heftig, die Haut brennend heifs, überall stark geröthet, und dabei so fleckig anzusehen, als wäre sie mit Petechien über und über besprengt. — Die Autopsie geschah nach 12 Stunden, am 8. März, Vormittags gegen 10 Uhr, in Gegenwart der Herrn Doktoren Heinke und Samostz von Breslau und v. Frantzius.

Kräftig gebauter, mäfsig genährter Körper. Bedeutende Todtenstarre. Die Haut überall leicht gelblich gefärbt, am Unterleib, den Oberarmen und Händen, den Ober- und Unterschenkeln stark blauroth gefleckt, die einzelnen Flecke unregelmäfsig, ziemlich grofs, wie Ekchymosen erscheinend. Beim Durchschnitt zeigte sich aber die Cutis ganz frei und nur die Gefäfse, namentlich der oberen Schichten stark mit Blut gefüllt. Beide Füfse waren bis über die Knöchel blauroth, indem nur einzelne weifsliche Hautstellen wie Inseln übrig blieben; beim Durchschnitt zeigte sich nur eine starke venöse Hyperämie bis auf die Fascia superf. ohne Extravasation. Die Muskeln waren überall, wo man sie einschnitt, so dunkelroth, wie Rauchfleisch.

Schädeldecke ziemlich blutreich, die Knochen normal. In den Hirnsinus ein sehr reichliches, speckhäutiges Blut. Starke venöse Hyperämie der Häute, ausgedehntes Oedem der Pia mater. Die Hirnsubstanz von guter Consistenz, die weifse sehr blutreich. In den Ventrikeln eine mäfsige Quantität von Flüssigkeit.

Schilddrüse normal. Larynx und Trachea normal, im unteren Theil der letzteren ein zäher, weifslicher Schleim. Im Mediastinum anticum die Venengeflechte stark mit Blut gefüllt, Lungen nicht collabirend. — Herzbeutel bis auf etwas röthliche Flüssigkeit frei. Herz von normaler Gröfse; der linke Ventrikel stark zusammengezogen, mit einem speckhäutigen, ziemlich grofsen Gerinnsel gefüllt, das sich weit in die Aorta fortsetzte; der Faserstoff der Speckhaut von mäfsiger Cohäsion, trüb, weifsgelblich; das Endocardium normal. Im rechten Herzen war die Speckhaut noch gröfser, gleichzeitig stark granulirt durch Anhäufung farbloser Blutkörperchen; Endocardium auch hier normal. Das Herzfleisch etwas blafs, sonst normal. — Einige alte Bindegewebs-Adhäsionen der linken Lunge; starke venöse Hyperämie der Costalpleura; strahlige Bindegewebsnarbe auf der Lungenoberfläche. Die Lunge überall lufthaltig, im unteren Lappen starke, im oberen mäfsige venöse Hyperämie; die Bronchialschleimhaut stark hyperämisch, dunkelroth, mit einem zähen, sehr reichlichen, die Bronchien fast ganz verstopfenden, weifslichen Schleim bedeckt. — Die rechte Lunge hatte noch zahlreichere Bindegewebsadhäsionen; sie war überall lufthaltig, stark hyperämisch, auf dem Durchschnitt dunkelroth; die Bronchialschleimhaut weniger geröthet und mit geringerem Schleimbelag. Das Zwerchfell war ganz mit dicken, venösen Gefäfsnetzen überzogen.

Die Venen des Netzes mit schwarzrothem Blut überfüllt. Beide Leberlappen überragen weit den Rand der falschen Rippen; auch die Milz sieht darunter hervor. Die Leber, namentlich der linke Lappen etwas vergröfsert, Struktur und Consistenz normal; die Venen stark mit schmierigem, dunkelem Blut gefüllt. Die Gallenblase mit einer ziemlich reichlichen, dunkelgelben, schleimigen und fadenziehenden Galle gefüllt. — Die Milz stark vergröfsert, am oberen Ende dem Zwerchfell durch alte Bindegewebs-Massen adhärent; etwa 1 Fufs lang, $^{1}/_{2}$' im Querdurchmesser, 2" dick, sehr fest, aber etwas schlaff anzufühlen. Auf dem Durchschnitt dunkelroth, fest, homogen, wie geräuchertes Gänsefleisch; das Parenchym, beim Bruch körnig, zeigte die weifsen Körperchen nicht mehr deutlich, dagegen sah man an einer Stelle einen festeren, hyperämischen Keil.

Der Magen stark zusammengezogen, etwas gallig gefärbte Flüssigkeit enthaltend; Schleimhaut etwas verdickt, hie und da etwas verändertes Extravasat in den oberen Schichten enthaltend. Duodenum ganz normal, ziemlich starke Schleimabsonderung. Die Dünndärme mäfsig von Gas und Flüssigkeit ausgedehnt, im Rectum fester Koth. Bei der Eröffnung findet sich im obern Theil des Dünndarms ziemlich viel gallig gefärbter Schleim, in den tieferen Theilen eine gelbgrünliche, mit zahlreichen Schleimflocken untermischte Flüssigkeit; im Coecum ein mehr trockener und fester, an der Darmfläche haftender Kothbelag, der sich im Dickdarm vermehrt und dem schliefslich bräunliche, fäkulente Massen folgen. Die Schleimhaut des Jegunum blafs, stark mit Schleim bedeckt, an einigen Stellen die Zotten mit schiefergrauen Punkten besetzt. Vom Anfang des Ileum an beginnt eine Schwellung der Solitärdrüsen bis zur Gröfse kleiner Stecknadelknöpfe, die am ausgedehntesten über der Klappe sich findet, wo auch die Follikel der Peyerschen Plaques etwas vergröfsert sind. Im Coecum und oberen Theil des Colon die ganze Schleimhaut dunkelblauroth, die Venennetze stark mit Blut gefüllt; die Drüsen normal. Weiter hinunter im Colon finden sich die Solitärdrüsen wieder etwas vergröfsert, indem sie ganz kleine, weifsliche Punkte darstellen; dazwischen fleckenweise venöse Hyperämie. Im Rectum die Drüsen leicht vergröfsert, mit einem schiefergrauen Punkt an der Spitze; dazwischen verwaschene Flecken mit venöser Hyperämie. — Die Gekrösdrüsen nicht vergröfsert, etwas blutreicher als normal.

Nieren normal; leichter Katarrh der Nierenbecken. Harnblase stark zusammengezogen, ihre Schleimhaut etwas hyperämisch; der darin angesammelte Harn flockig, trüb weifslich. — In der V. cava inf. und den Cruralvenen das Blut reichlich, nicht speckhäutig, dunkel und klumpig geronnen, fast theerartig. —

Fall XI. Am 26. Febr. Nachmittags $4\frac{1}{2}$ Uhr machte ich in der Vorstadt von Sohrau die Autopsie eines Mannes, der in der Praxis des Dr. Sobeczko gestorben war. Der letztere hatte ihn nur einmal gesehen, wo er schon bewufstlos dalag. Indefs sprach sein ganzer Zustand für Typhus, wie denn auch eine Tochter von ihm noch jetzt sehr schwer in dem Akme-Stadium der Krankheit darniederlag. Der Mann war am Morgen desselben Tages gestorben. Die Sektion geschah etwas eilig und unter sehr ungünstigen Verhältnissen auf dem Deckel des Sarges. Zugegen waren Hr. Dr. Wachsmann von Sohrau und Hr. Oberarzt Dr. Eichholtz von Potsdam.

Mäfsige Todtenstarre. Körper abgemagert. Mann in den mittleren Lebensjahren. Körper noch etwas warm. Fettzellgewebe geschwunden, Muskeln dunkel, saturirt gefärbt.

Därme stark durch Gas aufgetrieben. Bauchhöhle frei. Mesenterialdrüsen normal. Das Coecum mit etwas gelblichem Koth, Trichocephalus dispar; seine Schleimhaut leicht schiefergrau. Vom Dünndarm etwa 2′ untersucht, vollkommen normal, etwas anämisch, die Drüsen kaum zu sehen. — Milz stark vergröfsert, 1′ lang, in der Mitte $\frac{1}{2}$′ breit, nach unten hin sich zuspitzend; blauroth, schlaff und welk, einzelne festere, dunkler blaue Knoten zeigend; auf dem Durchschnitt weifse Körperchen normal, Pulpe von mäfsiger Consistenz, grauroth; die festeren Knoten dunkelroth, trocken. — Leber vergröfsert, blafsbräunlich, etwas schmutzig, schlaff, welk, aber nicht brüchig; Galle reichlich, hellgelb. Nieren normal, in den Kelchen trübe, dicke, schleimige Masse. Harnblase leer, normal.

Rippenknorpel verknöchert. Zahlreiche Adhäsionen der Pleuren, besonders an den unteren Lappen. Der Herzbeutel normal. Das Herz normal grofs, der linke Ventrikel fest zusammengezogen, der rechte schlaff; Klappen, Endocardium, Muskelfleisch normal. Links fast gar kein Blut, leichtes speckhäutiges Gerinnsel von grofser Brüchigkeit; rechts viel Blut, meist klumpig, dunkelroth, doch auch speckhäutige Gerinnsel, die in die Lungenarterien reichten. — Lungen ohne Tuberkel; beide ödematös, die hinteren und unteren Theile hyperämisch. Die Bronchialschleimhaut stark geröthet, blutiger Schleim. Bronchialdrüsen schwarz, nicht vergröfsert.

Larynx und Trachea verknöchert. Schleimhaut stark geröthet; sehr blutiger Schleim darin.

Grofser Gestank, der lange an den Fingern klebt und selbst durch Essig nicht zu tilgen ist. Empl. de Cerussa, das ich an dem Finger habe, wird dadurch nicht gefärbt.

Fall XII. Am 25. Febr. Morgens 9½ Uhr secirte ich in dem Knappschaftsspital zu Rybnik einen Mann, den Hr. Dr. Goldmann (der eben mit Prof. Kuh nach Breslau gereist war und auf der Reise selbst erkrankte) bis dahin behandelt hatte. Derselbe war bei der Aufnahme in's Spital schon besinnungslos gewesen. Man wufste nur, dafs er schon vorher einige Wochen krank gewesen war, constatirte heftiges Fieber, viel Husten und Durchfall. Der Tod war am Abend vorher erfolgt. Bei der Autopsie waren zugegen die Herren: Dr. Altmann, Leibarzt des Prinzen Biron von Kurland, aus Poln. Wartenberg, Wehowsky, Bataillonsarzt bei den Invaliden in Rybnik, Dr. Eichholtz, Oberarzt in Potsdam und Dr. Biefel, Oberarzt in Breslau.

Kräftig gebauter Mann in den mittleren Lebensjahren, mäfsig abgemagert, am Rumpf Frieselbläschen, an den Extremitäten zahlreiche dunkelrothe Todtenflecke. Starke Todtenstarre. Muskeln überall fest, dunkelroth, wie Rauchfleisch. Fettzellgewebe sehr gering.

Schädeldecke sehr klein, rund, ziemlich dick, mäfsig blutreich, der Dura mater ziemlich adhärent. Dura mater mäfsig blutreich, sonst unverändert. Pia mater an der Oberfläche hie und da etwas verdickt, besonders längs des Sin. long.; ziemlich starkes Oedem, besonders an der Basis. Die Sinus überall sehr voll von dunklem, flüssigem Blut ohne Gerinnsel; die Venen der Pia mater und der Hirnsubstanz ziemlich gefüllt. Die Hirnsubstanz normal, überall von guter Consistenz; die graue Substanz überall (corticale Schicht, corp. str. und thalamus, pons) sehr roth gefärbt. Die Oberfläche des Hirns von der Pia mater nicht abzulösen; die Ventrikel mit etwas gelblichem Serum gefüllt. Hypophysis normal.

Zunge mit stark verlängerten Papillen, besonders in der Mitte;

die einzelnen schmutzig gelbgrau, anämisch, trocken. Die Wurzel der Zunge mit blutreichen Venen, starke Schleimabsonderung. Oesophagus im obern Theil stark mit Schleim gefüllt, sonst normal. — Schilddrüse sehr grofs, blafs, in den erweiterten Follikeln viel colloide Substanz. — Kehlkopf und Luftröhre normal, einen schmalen, schmutzig grauen Schleimstreif enthaltend. —

Herzbeutel an seinem parietalen Blatt mit einzelnen, hanfkorngrofsen Bindegewebsknoten (Sehnenknoten) besetzt. In seiner Höhle etwas gelbliche Flüssigkeit. Das Herz von normaler Gröfse, das rechte, dessen Conus arter. pulm. etwas erweitert ist, collabirt, das linke straff zusammengezogen und seine Venen mit dunklem Blut strotzend gefüllt. Die Klappen normal, das Muskelfleisch etwas dunkel und hyperämisch, das Endocardium normal, die subendocardialen Gefäfse am linken Ventrikel sehr mit Blut gefüllt. — Das Blut in beiden Herzhälften flüssig, ungeronnen, dunkelroth, sehr dünnflüssig, rechts mit einigen, unzusammenhängenden, gallertartig geronnenen Faserstoffklümpchen, denen zahlreiche weifsliche, leicht zerdrückbare Knötchen anhafteten; links mit kleinen, in der rothen Flüssigkeit schwimmenden, weifsen Klümpchen. Die mikroskopische Untersuchung zeigte die rothen Körper unverändert, aber in jedem Bluttropfen, der untersucht wurde, kleine Inseln farbloser Körperchen; die weifsen Massen bestanden fast ganz aus farblosen Körperchen, meist von ziemlich bedeutender Gröfse, granulirt, bei Essigsäure-Zusatz meist einen runden oder einen kleeblatt-, hufeisen- etc. förmigen Kern zeigend.

Die Pleuren ganz normal. Die Lungen etwas collabirt, ohne Adhäsionen oder Narben, mit zahlreichen schwarzen Pigmentflecken, an den hinteren Theilen dichter, weniger lufthaltig, blauroth, auf dem Durchschnitt dunkelroth (Hyperämie). Die Bronchialschleimhaut besonders an den Theilungsstellen der Bronchen, am meisten rechts, hyperämisch, etwas geschwellt, mit dickem, zähem, blutigem Schleim bedeckt. Links verlor sich dieser Zustand nach unten hin; rechts dagegen wurde die Hyperämie nach den tieferen Stellen hin intensiver, schwarzroth, der Inhalt der Bronchen rahmartiger, weifs, undurchsichtig, eiterig, und man sah dann auf Durchschnitten zu innerst die weifse Eitermasse, dann einen dunkelrothen Hof, der der hyperämischen Bronchialschleimhaut und dem ebenso hyperämischen umliegenden Lungenparenchym angehörte (beginnenden Bronchopneumonie). Die Bronchialdrüsen ziemlich grofs, intensiv schwarz gefärbt, ohne Zeichen frischer Veränderung. Beide Lungenarterien dicht hinter der Theilungsstelle fast vollkommen obstruirt: zunächst fanden sich ganz grofse, das ganze Lumen ausfüllende, relativ trockene, schwarzrothe, hie und da etwas graurothe Gerinnsel, welche der Gefäfswand locker adhärirten; später kamen trockene, gelbrothe, zuweilen fleischfarbene Massen, die auf den Theilungsstellen ritten, der Wand fest adhärirten, sehr brüchig waren, und sich gewöhnlich in einen trockenen, aber rothen Pfropf fortsetzten, der sich ziemlich weit in den abgehenden Ast erstreckte. Die Wand der Lungenarterien normal.

Bauchhöhle normal. Lage der Eingeweide normal, nur die Flex. sigm. sehr weit nach rechts, das Netz fast ganz nach links gelagert. Die Leber kleiner als normal, von normaler Consistenz, von glatter, braunrother, hie und da etwas gelb gefleckter Oberfläche, auf dem Durchschnitt gleichmäfsig hellbraunroth, aus den Gefäfsen dunkelrothes Blut ausfliefsend. Die Gallenblase relativ grofs, die Galle reichlich, dünnflüssig, hellgelb. — Milz von normaler Gröfse, Consistenz gröfser als normal, die weifsen Körper nicht verändert, das Parenchym (Pulpe) fester als normal, trocken, blafs fleischfarben. — Nieren etwas blutreich, sonst normal. In den Nierenbecken starke, schleimige, weifsliche Flüssigkeiten. Harnblase normal, Harn reichlich, klar, dunkelgelb. — Pankreas normal.

Die Gekrösdrüsen etwas vergröfsert, in der Cöcalgegend gleichzeitig stark hyperämisch, aber weder in der Consistenz, noch im Feuchtigkeitsgehalt des Parenchyms verändert. — Der Magen von normaler Gröfse; galliger dünnflüssiger Inhalt; Fundus und Cardiatheil normal; der Pylorustheil mit starkem, weifslichem Schleimbelag, die Schleimhaut verdickt, etwas gewulste, fein hyperämisch, an vielen Stellen schiefergrau; an einzelnen Punkten linsengrofse schiefergraue Stellen. — Duodenum stark mit Galle gefüllt; die Mündungen der Brunnerschen Drüsen nahe dem Pylorus mit schiefergrauen Punkten besetzt. Im ganzen Dünndarm viel Flüssigkeit, kothig riechend, gelblich gefärbt, sehr dünn, mit zahlreichen gelblichen Schleimflocken, saure Reaction, beim Kochen keine wesentliche Trübung zeigend; unter dem Mikroskop nur Darmepithelien und flockige Körner von niedergeschlagenem Gallenfarbstoff zeigend. Der Dünndarm anämisch, die Zotten nur im oberen Theil etwas dicker als normal, sonst die Schleimhaut sehr dünn; die Solitärdrüsen fast überall leicht vergröfsert, die Peyerschen Haufen stark schiefergrau gefleckt und von wellenförmigen Ansehen. Im Dickdarm festere, gelbe Kothmassen, der Schleimhaut fest adhärirend. Die Schleimhaut des Coecum stark hyperämisch; in den tieferen Theilen bis zum Anus nur die Höhe der Falten geröthet. Ueberall die Solitärdrüsen vergröfsert, leicht prominent, mit einem schiefergrauen Fleck und Kranz bezeichnet.

Die V. cava inf., iliacae und crurales mit dickflüssigem, kirschrothem, fast theerartigem Blut gefüllt, ohne alle Gerinnsel. Die V. cruralis sin. von dem Lig. Poup. an bis in die Venen des Unterschenkels obliterirt durch grofse, das Gefäfslumen ganz ausfüllende, trockene, im Umfange oft perlartig gefleckte Gerinnsel, die sich in den etwas varicösen Venen des Unterschenkels am trockensten zeigten. Aus einigen Muskelästen in der Mitte des Oberschenkels sahen fortgesetzte, den Gefäfswänden fest adhärirende, trockene, gelbröthliche Gerinnsel von geringem Umfange hervor. — Die inneren Häute der Gefäfse nirgends geröthet. Die innere Haut der Aorta mit einzelnen kleinen, fettigen Stellen. —

Fall XIII. Josepha Malcha, 50 J. alt, starb am 5. März im Lazareth zu Sohrau, nachdem sie in der Reconvalescenz des Typhus eine chronische Pneumonie bekommen hatte, in deren Lauf sie plötzlich eine sehr stinkende Masse ausgehustet hatte, der nichts Aehnliches weiter gefolgt war. Zuletzt hatte sich noch ein erschöpfender Durchfall eingestellt. Die Autopsie geschah am 6. Nachmittags gegen 3 Uhr, in Gegenwart des Hrn. v. Frantzius.

Sehr abgemagerter Körper. Todtenstarre. Stark ikterische Hautfärbung. Bedeutendes Oedem der linken unteren Extremität. Das Fett überall stark geschwunden.

Schädeldecke auffallend rund und tief; die innere Fläche ganz normal. Im Sinus longit. wenig speckhäutiges Blut. Dura und Pia mater anämisch auf der Convexität, Pia mater stark ödematös. Das Gehirn klein, aber ziemlich schwer, Consistenz bedeutend, fast zähe, dabei die Schnittflächen überall sehr feucht; die graue Substanz sehr blafs, aber von normaler Cohäsion. In den Ventrikeln eine geringe Quantität von Flüssigkeit; das rechte hintere Horn obliterirt. Beide Sinus transversi und cavernosi mit den daraus entspringenden, zur Pia mater tretenden Venen total obliterirt, grofse, den Wandungen adhärente, meist entfärbte Gerinnsel enthaltend.

Schilddrüse etwas vergröfsert, blafs, gelblich. Die Respirationsschleimhaut in den primären Luftwegen anämisch. — Das Herz mit starkem Fettpolster und grofsen Sehnenflecken. Im rechten Ventrikel stark speckhäutige Gerinnsel, die Speckhaut aber etwas welk und brüchig. Im linken Herzen gleichfalls speckhäutiges Gerinnsel mit ziemlich viel Klümpchen farbloser Blutkörperchen. Das Endocardium normal. — Die linke Lunge im oberen Lappen stark adhärent, nach unten durch etwas trübes, mit Faserstoffflocken gemischtes Exsudat von der Costalwand getrennt. Das Parenchym wenig lufthaltig, fast überall stark ödematös, der obere Lappen fester, die Schnittfläche luftleer, compakt, grau, bleifarben, glatt, beim Druck etwas weifsliche Flüssigkeit entleerend. Alte oder junge Miliartuberkel nirgend zu bemerken. Auf der rechten Seite ist die obere Hälfte des oberen Lappens der Lunge von einer grofsen Höhle eingenommen, die mit einer ziemlich dünnen, stinkenden, grauweifsen Flüssigkeit gefüllt ist; die innere Wand überall glatt, zum Theil von der verdickten Pleura, zum Theil von verdichtetem, mit zahlreichen jungen Gefäfsen durchzogenem Lungenparenchym gebildet. Der übrige Theil des oberen Lappens zum Theil ödematös, zum Theil compakt. Diese letztere Masse ist auf der Schnittfläche glatt, ihre Farbe an einzelnen Stellen weifslich, an anderen schiefergrau, an wenigen Punkten weifs und undurchsichtig, wie tuberkulöse Infiltration. Beim Druck entleert sich überall eine weifsliche Flüssigkeit. — Die Bronchien auf beiden Seiten mit zähem, leicht eiterigem Schleim gefüllt.

Auf den ersten Blick konnte man diese Veränderungen als tuberkulöse betrachten: tuberkulöse Infiltration des Parenchyms, tuberkulöse Caverne. Dagegen sprach aufser der Abwesenheit aller isolirten Tuberkel (Tuberkelgranulationen) der Umstand, dafs das compakte Exsudat nirgends die brüchige, trockene, granulirte Beschaffenheit des infiltrirten Tuberkels hatte und dafs sich überall eine trübe, weifsliche Flüssigkeit ausdrücken liefs. Die mikroskopische Untersuchung hob die Zweifel sogleich. Ueberall bestand die Masse aus Zellen, mochte man nun die ausgedrückte Flüssigkeit, oder die Durchschnitte betrachten; Zellen, welche an manchen Punkten ganz den im Eiter vorkommenden glichen, an anderen dagegen in grofsem Maafsstabe die Fettmetamorphose eingegangen waren. Es liefs sich daher das Ganze nur als graue Hepatisation in Folge von chronischer Pneumonie ansehen: ein altes Exsudat in den Lungenbläschen, welches sehr langsam seine Entwicklung zu einem vergänglichen, aus Zellen bestehenden Gewebe durchmachte. Die plötzliche Entleerung einer gröfseren Menge stinkenden Auswurfs deutete bestimmt auf eine Entstehung der Höhle durch eine Nekrose *en bloc*, Mortifikation von

Exsudat und Gewebe gleichzeitig mit Verwesung des Mortificirten; also circumscripter Lungenbrand. Dafs danach Höhlen mit vollkommen glatter Wand zurückbleiben können, ist bekannt genug.

Die Leber von normaler Gröfse, sehr feinlappig, etwas mit Cholepyrrhin infiltrirt, leicht fettig entartet. Die Galle sehr schleimig, dunkelbraun, etwas flockig, mit einzelnen kleinen, braunen Pigmentsteinen. Die Milz vergröfsert, stark lappig, mit einzelnen, frischen, faserstoffigen Exsudaten belegt, blauroth, sehr fest anzufühlen, auf dem Durchschnitt grauroth, trocken, dem Druck beträchtlichen Widerstand leistend, und keine Flüssigkeit ergiefsend; die weifsen Körperchen nicht zu sehen. Nieren anämisch, sonst nicht verändert. Pankreas normal. Uterus gleichfalls.

Der Magen von normaler Gröfse, mit einem stark galligen Inhalt, die Schleimhaut etwas verdickt und mamelonnirt, die Muskularis etwas dick. Die Därme etwas collabirt. In den dünnen Därmen starke Schleimanhäufungen, mit Galle gemischt; die Solitärdrüsen in den unteren Theilen derselben etwas geschwellt, die Peyerschen Plaques ganz unverändert, auch keine Narben zu sehen; die Schleimhaut an manchen Stellen etwas hyperämisch. Im Dickdarm von der Klappe bis zum After dysenterische Veränderungen: die Schleimhaut, den Längs- und Querfalten entsprechend, hyperämisch, in den tieferen Theilen des Darms auf der Höhe der Falten erodirt, das submucöse Gewebe ödematös; frische Exsudate nicht vorhanden. — Die Mesenterialdrüsen wenig vergröfsert, leicht hyperämisch.

Die V. cruralis sin. bildet einen harten Strang, enthält ein grofses, schwärzliches, trockenes, den Wandungen adhärentes Gerinnsel, das sich bis zur V. cava inf. fortsetzt, in seinem oberen Theile stark entfärbt, in der Mitte erweicht und mit einer weifslichen, eiterartigen, breiigen Masse gefüllt ist. —

Vergleicht man die vorstehenden Sektionsberichte mit den oben angegebenen Resultaten der vor meiner Ankunft angestellten Autopsien, sowie mit den schon früher erwähnten Erfahrungen der Doktoren Lemonius und Polkow, so kann man es als ein sicher constatirtes Faktum betrachten, dafs in dieser Epidemie die charakteristischen anatomischen Veränderungen des Abdominaltyphus (*fièvre typhoïde*) nicht vorhanden gewesen seien. Diese Veränderungen zeigen sich bekanntlich an dem Follikelapparat der

Darmschleimhaut, an den Mesenterialdrüsen und der Milz, und bestehen wesentlich darin, dafs im ersten Stadium (ich beziehe hier die Stadien nicht auf die Krankheit, sondern auf den localen Prozefs) unter Erscheinungen der Hyperämie ein leicht wässeriges Exsudat gesetzt wird, welches den Organen das Aussehen des Geschwollenseins beibringt; dafs im zweiten Stadium die Hyperämie zurücktritt, das wässerige Exsudat sich mehrt und durch die Vermischung mit den vorhandenen Elementen, durch die Beimischung festerer Exsudattheile das eigenthümliche, sogenannte markartige Aussehen entsteht; dafs endlich im dritten Stadium die festen Bestandtheile des Exsudats sich mehren und an einzelnen Stellen trockene, tuberkelartige, gelbweifse, nekrotisirende Heerde entstehen. Was haben wir aber in dieser Epidemie gehabt? Sehen wir die einzelnen Organe an:

1. Die Gekrösdrüsen waren in einigen Fällen etwas vergröfsert und hyperämisch. Allein sie waren in den Fällen, wo die Kranken im Akme-Stadium gestorben waren, nicht schlaff, nicht stark vergröfsert, nicht markig infiltrirt, was erst charakteristisch gewesen wäre, und sie fanden sich im 13ten Fall, wo der Typhus als solcher längst abgelaufen war, nicht in dem Zustande der Zurückbildung, wie man sie nach typhöser Schwellung im Reconvalescenz-Stadium findet: welk und schiefergrau, sondern sie waren auch hier roth.

2. Die Milz war in 3 Fällen vergröfsert. Allein in einem Falle (XII.) war sie nicht blofs nicht vergröfsert, sondern zeigte auch keine Spuren voraufgegangener Tumescenz. In den anderen 3 Fällen hatte man es evident mit den Residuen von Wechselfieber-Tumoren zu thun, wie die einfache Beschreibung hinlänglich darthut. Nirgend war der pralle, feste, dunkelrothe Typhus-Tumor, der auf dem Durchschnitt die vergröfserten weifsen Körperchen (Malpighischen Kapseln) in einem dunkel kirschrothen, stark brüchigen Parenchym zeigt.

3. Die Peyerschen Drüsengruppen waren ganz unverändert. In einem Falle (X.) waren die dazu gehörigen Follikel oberhalb der Klappe etwas vergröfsert; in einem anderen (XII.) waren sie schiefergrau gefleckt und die ganzen Plexus hatten

durch die Erhebung des Interfollicular-Bindegewebes über das Niveau der Follikel eine wellenförmige Oberfläche. — Die Solitärdrüsen waren in 3 Fällen etwas geschwellt, und zwar nicht blofs im Dünndarm, sondern auch (Fall X. und XII.) im Dickdarm und Mastdarm. Alle diese Veränderungen deuten nur auf die Anwesenheit einer katarrhalischen Affektion. In einem Fall (XII.) war diese sicherlich chronisch, wie die schiefergraue Färbung des Magens, der Darmzotten, der Follikel selbst beweist; in den andern beiden zeigt die grofse Menge schleimiger Absonderung, die sich im Laufe des Darmrohres vorfand, hinlänglich den katarrhalischen Zustand. Darmkatarrhe bringen, wie das jetzt ja hinlänglich anerkannt ist, fast immer Veränderungen am Drüsenapparat mit sich, und auch die oben angeführten Veränderungen der Mesenterialdrüsen können darauf bezogen werden. Es genügt aber nicht eine einfache Drüsenschwellung, um daraus einen Typhus aufzubauen, wie es z. B. William Davidson versucht hat. Schwellungen der Solitärdrüsen, wie die beschriebenen, sieht man im Verlauf der mannigfaltigsten akuten Krankheiten, z. B. der Pneumonien, des Scharlachs, der Rheumatismen; niemand wird und kann daraus etwas für Typhus folgern.

Nächstdem will ich aus den anatomischen Ergebnissen die Beschaffenheit des Blutes hervorheben. Gelegenheit zu Blutentziehungen bei Lebzeiten kamen nicht vor; vielleicht dafs einer der späteren Beobachter der Epidemie sie findet. In den Leichen haben wir aber, selbst in den akutesten Fällen, nicht ein dissolutes, zersetztes, fauliges Blut gefunden, sondern im Gegentheil ein speckhäutiges, sehr gut geronnenes, und man hat daran ein neues Beispiel, dafs nicht der Faserstoff es ist, dessen Mangel die Typhen hervorbringt (vgl. d. Archiv I. pag. 572). Neben dem Faserstoff trat ferner in verschiedenen Fällen die Vermehrung der farblosen Blutkörperchen so sehr hervor, dafs die untere Fläche der Speckhaut ein granulöses Ansehen hatte. (Vergl. Med. Vereinsztg. 1847. Nr. 4.) Ich mache auf diesen Umstand um so mehr aufmerksam, als Allen Thomson in dem nahe verwandten remittirenden Fieber, das 1843 in Edinburgh herrschte, dasselbe beobachtete. (John Rose Cormack *Natural history of the epidemic fever at present prevailing in Edinburgh, p. 115.*)

Aufserdem haben wir akute und chronische Affektionen der Bronchialschleimhaut, der Schleimhaut der Nierenbecken etc. gefunden; venöse Hyperämien verschiedener Organe, besonders in dem akutesten Fall (X.); spontane Gerinnungen des Bluts in den verschiedensten Venen in den mehr chronischen Fällen (XII. XIII.). Ich gehe darauf weiter nicht ein, da es für unsere Darstellung nichts wesentlich Neues mehr beiträgt.*) —

Es wäre endlich das Mortalitäts-Verhältnifs darzustellen. Bei der Eigenthümlichkeit der oberschlesischen Zustände kann ich indefs darüber kaum die allerspärlichsten Notizen beibringen. Als die Epidemie auf ihrer Höhe war, sind nicht einmal alle Todten bei den Geistlichen, denen die Kirchhofs-Register zu führen obliegt, angemeldet worden, und man hat häufig mehrere Leichen in dasselbe Grab gelegt. Der Oberschlesier, bei dem die Familienbande überhaupt sehr locker zusammenhalten, bei dem jedes Gefühl der Blutsverwandschaft über die allernächsten Kreise hinaus sich verwischt, kümmert sich auch um seine Todten sehr wenig, und es möchte wenige Gegenden auf der Erde geben, wo die Begräbnifsplätze so

*) Eine eben erschienene Nummer der Medicinischen Vereinszeitung (Nr. 16.) bringt einen Brief des Herrn Dr. Adloff aus Pless, worin es über die Resultate der Autopsien heifst: „In allen Fällen fand sich blutige Infiltration durch den ganzen Darm, namentlich aber in der Ileocöcal-Gegend. Geschwüre fand ich nur einmal, aber nicht so grofs, als ich sie in anderen Fällen oft gesehen habe." Diese von allen früheren Erfahrungen abweichende Mittheilung ist so dunkel und in ihrer Kürze so zweifelhaft, dafs ich sie nicht weiter berücksichtigen kann. „Blutige Infiltration" kann nichts anderes, als eine durch den Eintritt der Fäulnifs bedingte Infiltration von Hämatin in die Gewebe bedeuten, denn Extravasate durch den ganzen Darm hat noch nie jemand gesehen und Capillarhyperämie wird niemand Infiltration nennen. „Geschwüre" an sich sind nichts Wesentliches, denn es giebt bekanntlich auch katarrhalische Geschwüre. Mittheilungen der Art haben nur einen Werth, wenn sie naturwissenschaftlich genau sind.

schmucklos, die einzelnen Grabstätten so unkenntlich sind, wie hier. Nur so lange die Erde noch frisch aufgeworfen oder umgegraben ist, erkennt man die Gräber; nach wenigen Jahren überzieht Alles ein gleicher, ebener Rasen. — Wie demnach nicht einmal die Zahl der Gestorbenen aus den amtlichen Registern hervorgeht, so ist die Todesart, die letzte Krankheit noch weniger sicher, und man kann höchstens aus der Vergleichung der Zahlen mit früheren Durchschnittszahlen eine ungefähre Anschauung gewinnen, welche freilich wieder dadurch gestört wird, dafs die voraufgegangene Ruhr, der gleichzeitige Hunger das Ihrige zu der Steigerung der Zahlen beigetragen haben. Zahlen für das Verhältnifs der Erkrankungen sind bis auf die neueste Zeit gar nicht, auch nicht annähernd richtig zu erlangen, denn niemand hat sich bis zu dem Augenblick, wo die Distriktsärzte überall vorhanden waren, um solche Tabellen kümmern können; die Zahlen aber, welche dann gewonnen worden sind, lassen keine Rückschlüsse auf die frühere Zeit zu, wo der Hunger in seiner scheufslichsten Gestalt, eine bis 23° R. gestiegene Winterkälte und die Krankheit gleichzeitig auf die Bevölkerung einwirkten. In Sohrau, einer Stadt, die vor der Noth eine Bevölkerung von 4000 Menschen hatte, betrug am Ende der Woche vom 20. — 27. Febr. nach den ärztlichen Listen der Bestand der Kranken 109, am Schlufs der nächsten Woche (27. Febr. — 5. März) 161, nachdem 6 gestorben waren. Trotzdem also, dafs die Epidemie räumlich im Steigen war und die Zahl der Erkrankungen sich um die Hälfte vermehrt hatte, war die Intensität der Epidemie so gering, dafs nur 5,5 p. Ct. Mortalität bestand. Da indefs, wie ich schon früher anführte, auf dem Kirchhofe in der Zeit, wo die Epidemie am stärksten wüthete, 6—700 Todte begraben sind, so folgt nothwendig, dafs damals ein ungleich stärkeres Mortalitätsverhältnifs stattgefunden haben mufs, denn sonst wäre schon damals kein Einwohner von der Epidemie verschont geblieben. Im Monat Januar wurden allein 106 Leichen angemeldet. — In einem Bericht des Canonikus Heide in Ratibor (vgl. die Hungerpest, pag. 52) heifst es: „In der Pfarrei

Benkowitz, Ratiborer Kreises, wo 2100 Seelen in mehreren Dörfern wohnen, hat der dasige Pfarrer vom 6. bis 18. Januar 170 an Typhus schwer Erkrankte mit den heil. Sterbesacramenten versehen, davon starben innerhalb dieser Zeit nur 42. Der Kapellan Bienacki, den ich von hier aus dem bedrängten und fast unterliegenden Pfarrer zu Hülfe schickte, hat vom 19. Jan. bis 1. Febr. 60 Typhuskranke, vom 2. Febr. bis 9. Febr. 55 derselben besucht und zum Tode vorbereitet, von diesen starben 33." Obwohl hier natürlich nur von den schwereren Kranken die Rede ist, so bekommt man doch einige Anhaltspunkte. In 5 Wochen fanden sich also unter 2100 Menschen 185 schwere Erkrankungs- und 75 Todesfälle am Typhus; das macht 8,8 p. Ct. Kranke unter der Bevölkerung und 40,5 p. Ct. Todte unter den Erkrankten. — Bei einer Versammlung der Aerzte des Rybniker Kreises, welche Herr Barez am 26. Febr. in Rybnik zusammenberufen hatte, gab der Herr Kreisphysikus Dr. Kunze die ungefähre Zahl der Erkrankungen in dem Kreise auf 5—6000, der Herr Landrath v. Durant auf 6—7000, die Zahl der Gestorbenen auf 1718 an. (Vgl. die Angaben des Dr. Künzer, Spiritual der barmherzigen Brüder. Die Hungerpest, pag. 57 u. 58.) Darnach würde fast der dritte Kranke gestorben sein. Damit stimmten die Angaben der Aerzte über die Mortalität freilich nicht überein. Die Herren Doktoren Türk in Loslau und Wachsmann in Sohrau concedirten ein Verhältnifs von 10 p. Ct., Dr. Chwisteck von Sohrau dagegen 20 p. Ct. Man sieht daraus sehr leicht die Unsicherheit der Angaben überhaupt.

Schliefsen wir noch einige Specialangaben an: In der Pfarrei Lubom (Ratiborer Kreis) mit 3000 Seelen starben 1847 an Hunger, Ruhr und anderen Krankheiten 276, gegen 9 p. Ct. der Bevölkerung; im Januar 1848 an Typhus 83, gegen 2,7 p. Ct. der Bevölkerung in 1. Monat. (Die Hungerpest pag. 52.) In Staude starben sonst im Jahr 28, im Januar 1848 allein 46. (ibid. pag. 42.) In der Parochie Pless bei 7083 Seelen starben vom 1. Jan. bis zum 11. Febr. 1848 161. (ibid. pag. 64.) In Lonkau ergab das Sterbebuch im Durchschnitt von 5 Jahren einige 60 Todesfälle jährlich, 1847 gegen 230, 1848 im Januar und Februar 86; die Geburten nehmen ebenso beständig ab, denn in früheren Jahren waren einige 70, 1847 einige 20, in den beiden Monaten des Jahres 1848 nur 4. Der Bestand der Kranken betrug Ende Februar einige 60; die Bevölkerung des Dorfes 1400. — In Geikowitz, wo 450 Einwohner in 38 Häusern wohnten, betrug die Zahl der Todten am 25. Febr. 1848 26.

Was die eigentliche Hunger-Mortalität betrifft, so finden sich vollständigere Angaben darüber, soweit sie den Plessner Kreis angehen, in einer kleinen Brochüre: „Die oberschlesische Hungerpest. Mit amtlichen Zahlen. Eine Frage an die Preufsische Regierung. Leipzig 1848." Der Kreis Pless umfafst 19½ Quadratmeilen mit 69000 Einwohnern, besafs also eine sehr dichte Bevölkerung (3538 Menschen auf die Quadratmeile). Es starben 1846 2399 Menschen, 1847 6877. Bei 97 darunter gaben die Aerzte nach der gerichtlichen Besichtigung die Erklärung ab, dafs sie verhungert seien; nach einer im Anhang der Brochüre mitgetheilten Tabelle, welche auf Grund der Mittheilungen der Geistlichen in den 25 Parochien des Kreises im landräthlichen Amte gefertigt worden, starben vor Hunger 907, d. h. 1,3 p. Ct. der Bevölkerung. Ueberhaupt starb der zehnte Theil der Einwohner aus; an Hunger und Seuchen 6,48 p. Ct.

C. Die Erkrankten.

Die Seuche verschonte keine Nationalität: Slaven, Deusche, Magyaren wurden befallen, und die Immunität der Juden gegen Typhus, welche Boudin bis auf Fracastorius zurückverfolgt, bestätigte sich hier keineswegs. Von denjenigen, welche der Seuche entgingen, konnte man in keiner Weise sagen, dafs ihre nationale Abstammung, ihr früherer Aufenthaltsort als ein Erklärungsmoment hätte betrachtet werden dürfen. Einige hatten die Ansicht, dieser Typhus sei geradezu ein slavischer, müsse als eine Eigenthümlichkeit der slavischen Stämme aufgefafst werden, allein ihr eigenes Beispiel hat sie zum Theil widerlegt, die tägliche Erfahrung hat dawider gestritten. Wenn in Mittel- und Niederschlesien die abdominale Form des Typhus erscheint, so beweist diefs nichts dafür, denn man darf nicht vergessen, dafs die ganzen Lebensverhältnisse der Einwohner andere sind.

Was das Alter der Erkrankten anbetrifft, so befand sich die gröfsere Zahl derselben in den Blüthenjahren, welche ja überall die Prädisposition zu Typhus darbieten. Allein es fehlte keineswegs an zahlreichen Beispielen von Erkrankungen in höheren Lebensjahren (vgl. Fall V. und VI.), und ich bin nicht im Stande, eine Grenze nach dieser Seite hin anzugeben. Anders war es bei den Kindern: überhaupt habe ich sehr wenige typhös erkrankt gesehen, und die äufserste Grenze, welche mir bekannt geworden ist, war nach einer Angabe des Herrn Regiments-Arzt Zillmer in Gleiwitz 2½ Jahre.

Einen Unterschied in den Erkrankungen nach dem Geschlecht habe ich nicht auffinden können. Unter den erkrankten Weibern befanden sich mehrere Schwangere, ohne dafs bei ihnen die Form des Typhus Abweichungen gezeigt hätte. Es widerspricht diese Erfahrung also der prätendirten „Ausschliefsungsfähigkeit der typhösen und puerperalen Krase." Freilich hat schon Hamernjk (Prager Vierteljahrsschrift 1846, Heft 2.) dem „anomalen Typhus mit nicht wahrnehmbarer Veränderung der Blutmasse" die Combinationsfähigkeit zugestanden, allein ich kann seiner ganzen Argumentation über Normalität und Anomalität des Typhus und über typhöses Blut deshalb keine Gültigkeit zugestehen, weil sie aller naturwissenschaftlichen Methode entbehrt.

Ueber den Einflufs der Lebensart und der Beschäftigung auf die Erkrankungen habe ich keine genauere Erfahrungen. Im Allgemeinen scheint allerdings zwischen dem platten Lande und den ganz ähnlich beschaffenen Vorstädten einerseits und den inneren, besser gebauten und gelegenen Stadttheilen andrerseits ein gewisser Unterschied bestanden zu haben, so dafs die letzteren weniger stark ergriffen wurden. Die armen Leute, welche in ärmlichen Wohnungen dicht gedrängt lebten, also namentlich der ländliche und der arbeitende Theil der Bevölkerung litten am stärksten.

Endlich wäre noch die Individualität, oder wenn man lieber will, die Constitution der Erkrankten zu betrachten. Im Allgemeinen kann ich nicht behaupten, dafs eine besondere Körperbeschaffenheit mehr zur Erkrankung prädisponirt habe. Es ist schon erwähnt worden, dafs Leute, welche durch frühere Krankheiten (Wechselfieber etc) erschöpft waren, besonders leicht erkrankten; ebenso scheint es mit den durch Hunger in hohem Grade angegriffenen im Anfange der Epidemie der Fall gewesen zu sein. Später fand sich aber auch hier die Erfahrung bestätigt, dafs gerade kräftige und jugendliche Personen und zwar verhältnifsmäfsig schwer ergriffen wurden. Die frühere Durchseuchung des Körpers schützte nicht absolut gegen Recidive. Ich selbst habe freilich bei der Kürze meines Aufenthalts keine unmittelbare Beobachtung über die zweimalige Erkrankung anstellen können, allein ich habe von Aerzten, in deren Zuverlässigkeit ich keinen Zweifel setze, die bestimmtesten Angaben darüber gehört. So führte mich Hr. Dr. Wachsmann in Sohrau in eine Mühle der Vorstadt Klischtuwka, wo eben der Mann, die Tochter, ein Knecht und ein kleines Mädchen krank lagen. Der Mann hatte um Weihnachten Typhus mit sehr reichlichem Exanthem gehabt, war dann vollkommen genesen, Anfang März von neuem erkrankt und hatte jetzt wieder Roseola. Er starb wenige Tage nach unserem Besuch. — Ein sehr eklatantes Beispiel bot ferner Hr. Dr. Dümmler von Berlin dar. Derselbe hatte vor einigen Jahren in Prag Typhus bekommen, hatte sich noch nach Berlin geschleppt und hier die Krankheit unter einer sehr ausgedehnten Eruption durchgemacht. Jetzt erkrankte er wieder in Chelm, Plessner Kreis, und hatte eine sehr schwere und späte Reconvalescenz.

D. Natur und Ursachen der Krankheit.

Alle Aerzte, welche die Krankheit selbst beobachtet haben (mit einziger Ausnahme des früher erwähnten Hrn. Dr.

van Decken) sind, soviel ich weiſs, darin einer Meinung, daſs dieselbe ein Typhus sei. Ueber die nähere Bezeichnung desselben variirten die Ansichten einigermaaſsen. Ursprünglich bezeichnete man die Krankheit als Hungertyphus; Hr. Neumann erklärte sie zuerst für exanthematischen (Petechial-) Typhus (vgl. die Hungerpest pag. 70); Hr. Kuh sprach sich gleichfalls für Typhus exanthematicus aus (Med. Vereinszeitg. 1848. Nr. 8.); Hr. Barez endlich urgirte besonders auf der Versammlung der Aerzte zu Rybnik die Identität derselben mit dem von Hildenbrand beschriebenen contagiösen Typhus.

Was die Ursachen der Krankheit anbetraf, so glaubten diejenigen, welche die letztere für Hungertyphus ausgaben, entweder, daſs sie aus dem Hunger hervorgegangen sei, oder, wie die meisten Aerzte thaten, sie erklärten sie für den gewöhnlichen, endemischen Typhus, der nur durch den Nothstand eine so groſse Ausbreitung erlangt habe. Alle ohne Ausnahme, Aerzte und Laien, hielten die Krankheit für contagiös (vgl. Kuh); einige meinten demgemäſs auch, daſs sie aus Galizien und Oester. Schlesien eingeschleppt sei.

Ich kann auf diese Ansichten mit den Worten von Huxham antworten: *Parum fortasse interest, num illam (febrem) putridam, malignam aut pestilentialem appellare velis; — quando petechiae erumpunt, quilibet illam exanthematicam aut petechialem vocat, — et quando a contagio exorta est, contagiosam. — Ego quidem de verbis contendam cum nemine, id tamen necesse est, ut aliquid habeamus, quo nostras ideas cum aliis communicare queamus, quae ubi bene sunt definitae, insignis quaedam rixae causa relinquitur nemini.* (*Opera physico-medica, Lipsiae 1773. T. II. p. 100.*) Es ist auch nicht zu übersehen, wie schwierig eine wissenschaftliche Entscheidung über jene verschiedenen Ansichten ist, da überhaupt die einzelnen Momente, welche bei einer solchen Entscheidung bestimmend sind, nur sehr unvollkommen gekannt sind, und da die Wissenschaft selbst noch nicht zu einer bestimmten Entscheidung über die Wesenheit und den Ursprung dieser Art von Krankheiten gelangt ist. Was ist Typhus? und wie entsteht und verbreitet sich Typhus? Das sind Fragen, welche noch niemand ausreichend beantwortet hat und welche bei dem jetzigen Standpunkte der Wissenschaft vollkommen scharf nicht beantwortet werden können. Wollen wir aber zu irgend einer Klarheit, zu einem auch nur annäherungsweise richtigen Resultat kommen, so müssen wir einen kurzen Ueberblick über die historische Entwickelung des Begriffs Typhus versuchen.

Der Name findet sich bekanntlich schon in der koischen Terminologie, allein nur als generelle Bezeichnung für eine Reihe von Krankheiten, deren Gemeinschaftliches ich wenigstens nicht zu erkennen vermag. Hippocrates (Opera, Ed. Kühn. T. II. p. 496 – 506.) beschreibt in dem Buche von den inneren Krankheiten hinter einander 4 Krankheitsformen, von denen er jede *τῦφος* nennt, von denen aber die dritte z. B. meiner Ansicht nach nur als akuter Gelenkrheumatismus aufgefafst werden kann. Die Beschreibung der ersten Form pafst allerdings ungefähr zu der späteren Auffassung des Typhus; sie wird dargestellt als eine akute Krankheit des hohen Sommers, welche mit heftigem Fieber, scharfer Hitze, Schwere, Abgeschlagenheit und Schwäche der Glieder, Magenbeschwerden, Meteorismus und Abgang stinkender Kothmassen, Gesichtsstörungen, Unbesinnlichkeit etc. einhergeht. Man sieht aber leicht ein, dafs, da noch 3 andere Krankheiten, welche mit diesem Bilde gar keine Aehnlichkeit haben, gleichfalls unter dem Namen Typhos eingereiht wurden, damit von vorn herein eine grofse Unsicherheit des Ausdrucks gegeben war. Wir finden daher im Allgemeinen bei den nachfolgenden Schriftstellern bis auf dieses Jahrhundert den Namen überhaupt sehr selten gebraucht, erkennen vielmehr unsere Krankheit unter ganz anderen Bezeichnungen, wie *febris ardens, maligna, putrida, Synochus* etc., denn in demselben Maafse, als sich die Fieberlehre vom ontologischen Standpunkte aus, vom Gesichtspunkt der Essentialität der Fieber aus vollständiger und consequenter gestaltete, in demselben zersplitterte sich die eine

Krankheit in die verschiedensten Rubriken der nosologischen Systeme. Wie weit diese Zersplitterung gegangen ist, kann man am evidentesten an dem lange Zeit in Frankreich so verbreiteten Werk von Boisseau (*Pyrétologie physiologique ou Traité des fièvres. Paris 1831. Ed. 4me.*) ersehen.

Als die gangbarsten Bezeichnungen, unter denen die jetzt unter dem Namen Typhus zusammengefafste Krankheits-Entität in den letzten Jahren vor der Begründung der pathologischen Anatomie und Physiologie aufgeführt wurde, kann im Allgemeinen 3 bezeichnen: *febris nervosa* (Willis), *febris mucosa* (Röderer u. Wagler), und *typhus* (Sauvages, Cullen). Je nachdem nun hier oder dort die eine oder die andere Schule dominirte, befestigte sich auch der eine oder der andere Namen, und wir haben es noch in der jüngsten Zeit erlebt, dafs in Süddeutschland weitläuftige Erörterungen über Schleimfieber gepflogen wurden, als man in Norddeutschland nicht mehr wufste, was man sich bei einem solchen Namen eigentlich denken sollte. Darüber aber war man seit Cullen ziemlich einig, dafs bei dem eigentlichen Typhus die Contagiosität als nothwendige Eigenschaft vorausgesetzt werden müsse, und die englischen Aerzte haben daher bis in die neueste Zeit zwischen Typhusfieber und anhaltenden remittirenden Fiebern, welche die deutschen Aerzte seit der Herrschaft der naturhistorischen Schule geradezu Typhus genannt haben würden, unterschieden. Wenn man die Beschreibungen der westafrikanischen remittirenden Fieber liest, z. B. das von M'William so genau untersuchte Fieber, welches die bekannte Niger-Expedition scheitern machte, so kann man dieselben nach deutscher Anschauungsweise nur als Typhen auffassen.

Man wird daraus leicht ersehen, wie schwankend die Bedeutung des Ausdrucks Typhus ist und wie sehr der Umfang des Begriffs in den verschiedenen Schulen wechselt. Sehr charakteristisch in dieser Beziehung ist die officielle königlich preufsische Erklärung über den Gegenstand. In der Beilage *B.* zu dem Regulativ vom 28. Oct. 1835 über das bei ansteckenden Krankheiten zu beobachtende sanitätspolizeiliche

Verfahren heifst es §. 29.: „Schon seit geraumer Zeit pflegt man jedes, mit vorherrschender Affektion des Gehirns und Nervensystems und grofser Hinfälligkeit verbundene Fieber ein Nervenfieber, und einen höheren Grad desselben auch wohl Typhus zu nennen. Unter Typhus im engeren Sinne versteht man jedoch nur jene Art des Nervenfiebers, welche, ursprünglich durch eine eigenthümliche Luftverderbnifs entstanden, sich sodann, auch ohne diese, auf dem Wege der Ansteckung mittheilt und weiter verbreitet, und dieses zwiefachen Verhältnisses wegen immer mehr oder weniger einen epidemischen Charakter zu gewinnen pflegt." Hier wird also zwischen Nervenfieber und Typhus, zwischen Typhus im engeren und im weiteren Sinne unterschieden; als das Kriterium des eigentlichen Typhus wird nur die Contagiosität angeführt, denn die primäre Entstehung aus einer „eigenthümlichen Luftverderbnifs" kann unmöglich irgend einem Arzte, der sich nach den Vorschriften jenes Regulativs zu richten hat, als Norm dienen.

Eine genauere Anschauung über diese Verhältnisse begann erst von dem Augenblick, wo die anatomischen Untersuchungen neue Anknüpfungspunkte für dieselbe hinstellten. Nachdem schon Röderer und Wagler die Aufmerksamkeit der Aerzte auf Veränderungen an der Darmschleimhaut, namentlich des Drüsenapparats gelenkt hatten, zeigten Serres und Petit durch genaue Forschungen die Constanz der Erkrankung der Darmschleimhaut und der Gekrösdrüsen bei gewissen, bis dahin als essentielle beschriebenen Fiebern. Mit dieser Erfahrung begann eine neue Verwirrung. Serres und Petit hatten das Fieber der localen Affektion wegen *fièvre entéro-mésentérique* genannt, indem sie immer noch das Fieber als die Hauptsache festhielten; Broussais, der solche Entitäten überhaupt bekämpfte, ging einen Schritt weiter, erklärte die Localaffektion für die Hauptsache, das Fieber für die Folge davon und schuf daher für die Krankheit den Namen *gastro-entérite*. Bretonneau, Cruveilhier und Bouillaud haben diese Anschauung nur schärfer umgrenzt, indem der erste die Krankheit *dothinentérie* nannte, der zweite die Bezeichnung *entérite folliculaire* einführte und der dritte von einer *entéro-mésentérite typhoïde* sprach.

Während man die Fieber-Entitäten zurückwies, schuf man so Entzündungs-Entitäten. Es konnte sich daher auch diese Anschauungsweise auf die Länge nicht halten. In dem Maafse, als unter den Händen der Experimentatoren die humorale Anschauung in der Medicin wieder Platz zu greifen begann, als namentlich durch die Experimente über putride Infektion des Bluts der Gesichtskreis sich erweiterte, trat auch die Nothwendigkeit, von der localen Affektion auf einen allgemeinen Grund zurückzugehen, wieder in den Vordergrund. Schon H. Boerhaeve hatte die Aehnlichkeit der hitzigen Nervenkrankheiten mit Vergiftungen z. B. mit der Belladonna-Intoxikation hervorgehoben, und deutsche Aerzte, wie Horn, sprachen schon bei dem Kriegstyphus von 1813 geradezu von einer „animalischen Vergiftung des Hirns und Nervensystems" (Horn Erfahrungen über die Heilung des ansteckenden Nerven- und Lazarethfiebers. Berlin 1814. pag. 14.) In Frankreich gewann die Anschauung von einer Veränderung des Bluts durch Aufnahme schädlicher Stoffe nach den allerdings sehr vorsichtig ausgesprochenen Ansichten von Andral, Louis, Littré mehr und mehr Platz, bis in der neuesten Zeit Rayer geradezu die locale Affektion von einer allgemeinen putriden Infektion ableitete und Piorry die Krankheit als *entérite septicémique* bezeichnete.

In Deutschland, wo eine Zeit lang durch den Einflufs des älteren Marcus, von Wedemeyer u. a. die Ansicht, dafs der Typhus in einer Hirnentzündung bestehe, aufrecht gehalten war, — eine Ansicht, die übrigens auch in Hildenbrand's Angaben eine theilweise Bestätigung gefunden hatte, war mittlerweile durch die naturhistorische Schule die Meinung, dafs der Typhus auf einer primären Blutveränderung beruhe und die Darmaffektion als eine secundäre Localaffektion zu betrachten sei, mehr und mehr geltend geworden; die Anhänger von Cullen, Brown, Broussais wurden immer mehr in den Hintergrund gedrängt, insbesondere, seitdem die junge Wiener

Schule als ein etwas ungeduldiger Erbe die Hinterlassenschaft der Naturhistoriker in entschiedem, kraseologischem Sinne auszubeuten begann; und es ist endlich dahin gekommen, dafs man eine grofse Familie von Krankheits-Entitäten geschaffen hat, welche alle Typhus heifsen. Eine Zeit lang schienen auch die chemisch-physikalischen Bluluntersuchungen für eine solche Familie bestimmte Veränderungen des Bluts (Verminderung des Faserstoffs, Anwesenheit von Ammoniak etc.) darzuthun und man sprach geradezu von einer typhösen Blutmischung. Leider haben die Untersuchungen der letzten Zeit aber die Unhaltbarkeit einer solchen Anschauung gezeigt, und wir sind in Beziehung auf das Blut wieder eben so weit vom Ziel zurückgedrängt, als wir es je gewesen sind. (Vgl. d. Archiv I. pag. 572, 563.) *)

Wenn wir uns daher in unserer Stellung gegenüber der Typhuslehre aufrichtig klar werden wollen, so müssen wir eingestehen, dafs wir über den eigentlichen Cardinalpunkt noch immer nichts Bestimmtes wissen, und dafs unsere Argumentationen über diesen Gegenstand nichts weiter, als mehr oder weniger wahrscheinliche Hypothesen sind. Um indefs nicht ungerecht zu sein, müssen wir hervorheben, dafs in einer so schwierigen Lehre unsere Kenntnisse immerhin um ein Bedeutendes vorgerückt sind und dafs wir namentlich 3 sehr wesentliche Punkte, welche in die ältere Doktrin eine grofse Verwirrung gebracht haben, genauer ergründet haben. Es sind diefs folgende:

1. Der Unterschied zwischen typhösen Krankheiten und typhösen Zuständen. Bevor die Diagnose durch die anatomischen Forschungen und die Verbesserung der technischen Hülfsmittel denjenigen Grad von Genauigkeit erreichte, auf dem sie sich gegenwärtig befindet, identificirte

*) *Tous les auteurs qui ont traité de la fièvre typhoïde, ont parlé, plus ou moins longuement, des altérations du sang; mais on s'accorde généralement à reconnaître que, dans l'état actuel de la science, nous sommes peu avancés dans cette étude.* (Jacquot, *Gaz. méd.* 1845. *Août. Nr.* 33.)

man sehr häufig fieberhafte Krankheiten mit einander, deren Phänomenologie darin übereinstimmte, dafs eine eigenthümliche Affektion des Nervensystems, meist mit dem Charakter der Depression (Asthenie, Adynamie, Schwäche) vorhanden war. Man liefs jede beliebige fieberhafte Krankheit nervös oder typhös werden, wenn die Affektion des Nervensystems jenen Charakter annahm. So kam es z. B., dafs man ein gastrisches Fieber zuerst nervös werden und zuletzt einen Typhus daraus entstehen liefs. (Vgl. das oben citirte Regulativ.) Man bezeichnete hier also mit dem Namen Typhus nur eine Krankheit, bei der die Depression der Nervenerscheinungen eine gewisse Ausdehnung erreicht hatte. Diese Anschauung fiel mit dem Augenblick zusammen, wo man zu erkennen anfing, dafs das Fieber selbst nur der Ausdruck der allgemeinen Betheiligung des Nervenapparats an der Krankheit, der Ausdruck der allgemein gewordenen Krankheit sei, und dafs diese Betheiligung unter den verschiedenartigsten Verhältnissen den Charakter der Depression annehmen könne. Umfafst man nun diejenige Veränderung am Nervenapparat, welche gleichzeitig Fieber und andere Nervenerscheinungen mit dem Charakter der Depression bedingt, unter der Collektivbezeichnung des typhösen Zustandes, so leuchtet ein, dafs eine grofse Reihe von Krankheiten denselben zur Erscheinung zu bringen im Stande sein mufs. Als Beispiele mögen die akute Miliartuberkulose, die grofsen Pneumonien, die putride Infektion des Blutes dienen. Diesen Krankheiten mit typhösen Zuständen gegenüber stellten sich dann die eigentlich typhösen Krankheiten, bei denen die Erscheinungen der Depression am Nervenapparat nothwendig zu den Krankheitserscheinungen gehören und nicht blofs zufällig sind, wie bei den typhös oder nervös gewordenen Pneumonien, bei denen grofse Erschütterungen des Nervensystems, wie sie sich namentlich in den Schüttelfrösten darstellten, die Krankheit einzuleiten pflegen, um ihr dann einen gesetzmäfsigen, wenn auch nicht an scharf bestimmte, kritische Tage gebundenen Verlauf zu gestatten, während bei der genuinen putriden Infektion in regelloser Weise, immer wieder von Neuem, stürmische Erregungen hervorbrechen, bei der akuten Miliartuberkulose dagegen das Nervensystem nicht mit einem Schlage, sondern allmählich in Mitleidenschaft gezogen wird. Wir beschränken demnach den Namen Typhus auf einen Krankheitsvorgang, der immer und wesentlich mit dem typhösen Zustande verbunden ist, auf einen fieberhaften Prozefs, der bei einem gesetzmäfsigen Verlauf mit depressiven Erscheinungen am Nervenapparat einhergeht. Aus diesem Unterschiede folgt zum Theil schon ein anderer, nämlich:

2. Der Unterschied zwischen akuten Katarrhen, die mit dem typhösen Zustand auftreten, und Typhen, die mit akuten Katarrhen verbunden sind. Alle Typhen haben die Eigenthümlichkeit, dafs dabei eins oder mehrere Systeme von Schleimhäuten befallen werden, akute Hyperämien mit Veränderung der Ernährung und Absonderung in denselben sich ausbilden. Bekanntlich sind es insbesondere die Respirations- und Intestinalschleimhaut, welche die Sitze solcher Katarrhe werden, und ich habe schon (d. Archiv I. pag. 249) hervorgehoben, wie die Diarrhoen bei Ileotyphus nicht von der Erkrankung des Follikelapparats oder der Geschwürsbildung, sondern von dem gleichzeitigen Darmkatarrh abhängig sind. Die oberschlesische Epidemie hat dazu die schönsten Beläge geliefert. Diese Katarrhe sind aber nicht typhöse, ein Typhus mit Katarrh der Bronchialschleimhaut ist nicht ein Bronchotyphus, sondern der Katarrh ist nur Coeffekt derselben Ursache, welche die eigentlich typhösen Erscheinungen hervorbringt; der Umstand, dafs er zum Typhus gehört, dafs er ein Glied in der Phänomenologie des typhösen Prozesses ist, hindert keineswegs, ihn in seiner eigenthümlichen Bedeutung aufzufassen. — Andrerseits wissen wir, dafs die katarrhalischen Schleimhautentzündungen mehr, als irgend eine andere Localaffektion, von vornherein mit tiefen Veränderungen der Nerventhätigkeit einhergehen.*) Diese Veränderungen

*) Zeller in Winnenthal (Zeitschr. f. Psychiatrie 1844. I. 1. pag. 61.) sagt: „Es wird immer wahrscheinlicher, dafs der Zustand der Schleimhaut des Darmkanals auf das Gesammtgefühl des Wohlseins

7*

treten besonders in den Katarrhen der oberen Theile des Digestionskanals, bei der Entzündung der Schleimhaut des Magens, des Zwölffingerdarms und der Gallenwege, den sog. *febres gastricae* und *gastrico-biliosae*, *gastroduodenitis* (Stokes) zuweilen so stark hervor, dafs sie den typhösen Zustand darstellen und Formen herauskommen, welche den alten Begriffen der *febres gastrico-nervosae* und *biliosae putridae* entsprechen. Berücksichtigt man indefs den Krankheitsverlauf, so ist in der Mehrzahl der Fälle allerdings eine Unterscheidung vom Typhus möglich.

3. Die exanthematische Natur des Typhus. Ich weifs nicht genau, wie weit sich die Kenntnifs dieses Satzes in der Literatur zurückversetzen läfst; dafs er aber bei dem Kriegstyphus schon mit Bestimmtheit ausgesprochen worden ist, wird man aus Bischoff (l. c. pag. 3) klar ersehen. Die naturhistorische Schule hat nachher bekanntlich eines ihrer glänzendsten Paradoxen darin gefunden, dafs sie 2 Hauptformen des Typhus unterschied: den exanthematischen und den enanthematischen, den petechialen und abdominalen; dafs sie also die typhösen Veränderungen am Follikelapparat des Darms dem Hautexanthem gleichstellte. Vielleicht giebt es keinen Satz, der die Oberflächlichkeit, mit der diese Schule ihre ontologischen Analogien vortrug, und die Selbstgefälligkeit, mit der sie solche Einfälle in monographischer Form der Welt vorlegte, mehr anschaulich machte, als dieser. Man mag den Petechialtyphus bei so vielen Schriftstellern und an so vielen Kranken studiren, als man immer will, man wird in der Art des Exanthems keinen Unterschied von dem Exanthem des Abdominaltyphus finden; dort ist Roseola und hier ist sie, und wenn dort zuweilen oder in manchen Epidemien häufig wirkliche Petechien, Purpuraflecke etc. erscheinen, so kommen doch auch Abdominaltyphen mit wirklichen Petechien vor, wie

oder Unwohlseins, die Lebensspannung und Abspannung weit mehr Einflufs hat, als der irgend eines anderen Gewebes ist, dafs aber auch anderweitige krankhafte Zustände im Gehirn und Rückenmark sich in ihr besonders leicht reflektiren."

ich selbst gesehen habe. Die einzige Differenz besteht in der Ausdehnung des Exanthems, in der Zahl der Flecke; sie ist also nur quantitativ und man mufs defshalb den abdominalen Typhus ebenso gut als den petechialen zu den exanthematischen Krankheiten zählen. Dafs man aber nun gar die Veränderungen des Follikelapparats am Darm als Binnen-Exanthem dem Haut-Exanthem gegenübergestellt hat, ist eine reine Spielerei. Die Vorgänge, welche am Darm zu beobachten sind, haben auch nicht die geringste Aehnlichkeit mit denjenigen, welche an der Haut geschehen, während sie vollkommen identisch sind mit denjenigen, welche sich an den Gekrösdrüsen finden. Die Roseola ist eine umschriebene Capillarhyperämie, die Petechien sind umschriebene Extravasate in der Haut; die Veränderungen am Darm und den Gekrösdrüsen bestehen in einem Vorgange, der allerdings auch mit Hyperämie anfängt, aber mit reichlichen und oft nekrotisirenden Exsudaten endigt. Ich weise daher jenes Analogien-Spiel ernstlich zurück, während ich bestimmt der Ansicht von der exanthematischen Natur der Typhen beitrete, wie sie in der neueren Zeit von Roupell (*Treatise on typhus fever. Lond. 1839.*), Andrew Anderson (*Observ. on typhus. Glasg. 1840.*), Eustace (*Medical report of the Fever Hospital, Cork-Street, Dublin 1841.*), William Davidson (Ueber den Typhus in Grofsbritannien und Irland, übersetzt von Rosenkranz. Kassel 1843.) und Dagincourt (*Gaz. méd. 1848. Févr. No. 8.*) vertheidigt worden ist. Mit Recht hat namentlich Eustace hervorgehoben, wie aus einer solchen Anerkennung als unmittelbare Consequenz die Anschauung von einem gesetzmäfsigen periodischen Verlauf der Krankheit als eines in sich zusammenhängenden Prozesses hervorgehe.

Nachdem wir diese 3 Punkte hervorgehoben haben, können wir mit einiger Sicherheit an die Beantwortung der augenblicklich so verwirrten Frage nach der Natur des Typhus gehen. Ich definire Typhus als eine akute Krankheit, welche von Anfang an mit einer bedeutenden Erschütterung des Nervensystems und heftigem Fieber aufzutreten pflegt, sehr bald Roseola-Exanthem entwickelt *), die Erscheinungen der Depression am Nervenapparat hervortreten läfst, sich mit akuten katarrhalischen Schleimhautentzündungen verbindet, und einen gesetzmäfsigen, obwohl nicht scharf typhösen Verlauf macht. Ich halte es für wahrscheinlich, dafs die Grundbedingung des Typhus in einer Veränderung des Blutes, in einer Vergiftung desselben durch schadhafte Stoffe besteht, allein ich leugne, dafs die bisherigen Blutuntersuchungen für diese Ansicht irgend welche Stütze geliefert haben. Es ist eine einfache Consequenz dieser Ansicht, oder genauer gesagt, diese Ansicht ist die einfache Consequenz von der Erfahrung, dafs die bisher nachgewiesenen Veränderungen in dem quantitativen Verhältnifs der Blutbestandtheile keine primären, sondern erst durch die Entwickelung der Krankheit bedingte sind. Wer immer eine miasmatische oder contagiöse Entstehung der Typhen annimmt und nicht etwa für die botanische oder zoologische Parasitentheorie (Henle oder Holland) schwärmt, der darf nicht zweifeln, dafs, wenn Veränderungen an dem Blute als Ursache der Krankheit angesehen werden sollen, diese qualitative sein müssen. Dafs dergleichen bisher nicht gefunden worden sind, das beweist aber so wenig gegen die Sache, als dafs man in dem Blute der Pocken- und Masernkranken noch keine specifischen, qualitativ anders gearteten Stoffe gefunden hat, als bei Gesunden vorkommen. Es wäre auch absolut willkürlich, zu verlangen, dafs diese Stoffe während des ganzen Krankheitsverlaufs im Blute nachweisbar bleiben sollten. Wird denn jemand ver-

*) Anderson (l. c. pag. 20) sagt: *The eruption is necessary to constitute the disease: other symptoms may be absent.* Er fand das Exanthem in Glasgow unter 2852 Fällen 1885mal = 80 p. Ct. Roupell giebt das Verhältnifs in London = 70 p. Ct., Cowan in Glasgow = 73,99 p. Ct., Chomel in Paris = 77 p. Ct. (Vgl. Davidson l. c. pag. 32 sq.) Wenn man das Exanthem so häufig nicht zu sehen bekommt, so mufs man sich daran erinnern, dafs die Kranken sehr häufig zu einer Zeit in die Beobachtung des Arztes kommen, wo das Exanthem schon wieder erblafst ist.

langen, dafs bei einer Metallvergiftung das eingebrachte Metall so lange im Blute nachweisbar sein soll, als die durch dasselbe hervorgerufenen Erscheinungen am Nervenapparat andauern? Es ist unnöthig, qualitative Veränderungen an dem Faserstoff, Eiweifs, den Blutkörperchen hypothetisch zu schaffen, wie die Wiener Kraseologie gethan hat; ja es ist mehr als unwissenschaftlich, das zu thun, da, wie ich schon früher gezeigt habe, solche Veränderungen bestimmter chemischer Stoffe unter keine bekannte Gruppe chemischer Körper, weder unter die der isomeren, noch unter die der isomorphen Körper passen würden. Es ist möglich, dafs der qualitativ von den normalen Blutbestandtheilen abweichende Stoff, der den Typhus bedingt, das Typhus-Miasma, längere Zeit im Blut verweilt, aber es ist eben so möglich, dafs er frühzeitig verschwindet, während die durch ihn am Nervenapparat und der Ernährung hervorgerufenen Veränderungen ihren Gang fortgehen.

Die letzte Schwierigkeit, über welche wir uns auszusprechen haben, betrifft die Bedeutung der localen specifischen Typhusprodukte, oder, unserer Sprechweise gemäfs, der Produkte der local und specifisch gestörten Ernährungsvorgänge. Ich erwähnte schon, dafs die französische Medicin zwischen Typhoidfieber und Typhus so sehr unterscheidet, dafs sie beide als bestimmt verschiedene Krankheiten auffafst, während die deutsche Petechial- und Abdominaltyphus als zwei verschiedene Erscheinungsweisen derselben Grunderkrankung hinstellt. Das Unterscheidende zwischen beiden Krankheitsformen ist die specifische Veränderung der Darmfollikel, der Gekrösdrüsen und zum Theil der Milz in der abdominalen, typhoiden Form. Davidson (l. c. pag. 124), der die vollkommene Identität des Typhus und des typhoiden Fiebers behauptet, meint, es würde zu einer endlosen und sehr unphilosophischen Eintheilung verleiten, wenn man einfache Anschwellungen der Darmdrüsen, wie er sie beim schottischen Typhus sehr häufig gesehen hat, von der im typhoiden Fieber der Continentes vorkommenden Veränderung unterscheiden wollte. Diefs ist aber nicht der Fall. Die Anschwellungen, die Davidson beschreibt, kommen bei Pneumonien ebenso gut vor, wie bei Typhen; sie sind in der grofsen Mehrzahl der Fälle nur der Ausdruck einer katarrhalischen Erkrankung und die pathologische Anatomie unterscheidet sie auf das bestimmteste von der specifischen typhösen Veränderung. Erkennen wir die letztere an und berücksichtigen wir ihr Fehlen in dem britischen Typhus, so wird es sich wesentlich darum handeln, welchen Rang wir dieser Veränderung zuerkennen wollen. Schon oben habe ich die Meinung der französischen Schriftsteller (Broussais, Cruveilhier, Bouillaud) erwähnt, welche eine Entzündung des Darms oder seiner Drüsen annehmen und dieselbe als die eigentliche Wesenheit des ganzen Prozesses betrachten. Einzelne deutsche Schriftsteller sind noch weiter gegangen und haben Verschwärung der Follikel, Darmgeschwüre als die Hauptsache hingestellt. Diefs ist deshalb ganz falsch, weil das Geschwür gar nicht mehr zum Typhusprozefs gehört, sondern unter die Ausgänge desselben fällt, so wie der Abscefs oder das Geschwür der Haut zu dem Entzündungsprozefs der Haut nicht gehören. Es kommt ja häufig beim Typhus gar nicht zur Geschwürsbildung, da eine Resorption des Exsudats im Stadium der markigen Infiltration möglich ist und die Geschwürsbildung nur von dem Zustandekommen nekrotisirender (diphtheritischer) Exsudate abhängig ist. Wenn ich mich demnach nicht dahin entscheiden kann, dafs die Darmaffektion die Wesenheit des Prozesses selbst ausmache, so mufs ich mich gegen die Ansicht, dafs diese eigenthümliche Art der Ernährungsstörung zu der Wesenheit des Prozesses mitgehöre, ebenso bestimmt erklären. Der Typhus mit Veränderungen der Darm- und Gekrösdrüsen und der Milz, der entero-mesenterische, abdominale oder Ileotyphus umfafst die ganze Phänomenologie des ohne specifische anatomische Veränderung verlaufenden, petechialen oder exanthematischen Typhus, wie das Davidson sehr gut gezeigt hat, aber aufserdem noch einige Erscheinungen, welche dem letzteren fehlen; betrachten wir den petechialen Typhus als den einfachen, so ist zu diesem noch etwas hinzugekommen, der abdominale Typhus ist eben ein complicirter. Worin aber besteht diese Complikation? Anderson (l. c. pag. 54) macht die Sache sehr bequem. Er betrachtet den Abdominaltyphus, das Typhoidfieber als eine rein örtliche Krankheit der Darmfollikel, die, wie andere Localaffektionen, häufig von einem fieberhaften Zustande begleitet ist, und sich zuweilen mit Typhus zu einer componirten Krankheit verbindet, welche die Symptome von beiden enthält. In ganz ähnlicher Weise spricht Stokes von einer Verbindung des (irischen) Typhus mit Ileitis. Diese Anschauung kann ich um so weniger theilen, als noch niemand eine solche Ileitis ohne Typhus gesehen hat und dieselben Gründe, welche sich gegen die französische Ansicht von der Bedeutung der Localaffektion beibringen lassen, auch hier gelten. Betrachten wir die im Abdominaltyphus erkrankten Theile, so finden wir, dafs sie alle in mehr oder weniger inniger Beziehung zur Blutbildung stehen. Die Darmfollikel und Gekrösdrüsen sind Hauptorgane der Aufnahme und Bildung der Chylusflüssigkeit, und diese wiederum ist das Bildungsmaterial des Blutes; die Milz hat eine Verbindung mit der Gewebsbildung des Blutes. (Vgl. Med. Zeitg. 1847. No. 4. d. Archiv I. pag. 571.) Es treten also bei dem Abdominaltyphus zu den Erscheinungen des einfachen Typhus noch Erkrankungen gewisser mit der Blutbildung zusammenhängender Organe hinzu.

Soll man nun diese Erkrankungen als abhängig von dem schon veränderten Blut, Nervensystem etc. oder vielmehr die Veränderung des Bluts als abhängig von diesen Erkrankungen betrachten? sind also diese Erkrankungen primäre oder secundäre? Nimmt man dasjenige als begründet an, was ich oben als die Wesenheit des Typhus ausmachend geschildert habe, so darf darüber kein Zweifel erhoben werden, dafs man auch die Erkrankungen der Darmfollikel, der Gekrösdrüsen, der Milz als secundäre, als abhängig von der primären Veränderung des Bluts oder Nervensystems oder was man sonst als Erstes setzt, auffassen mufs. Ein Beispiel wird diefs am bestimmtesten erläutern:

Niemand kann daran zweifeln, dafs die Pest eine allgemeine (nicht locale) Krankheit sei, mag man sie nun nach der humoralen oder solidaren Theorie deuten; niemand kann ferner in Abrede stellen, dafs die Erkrankungen der Lymphdrüsen (Bubonen) eine secundäre, von der allgemeinen Ursache abhängige Erscheinung darstellen. Manche Schriftsteller z. B. Jos. Frank und die ganze naturhistorische Schule haben durch Analogien-Beweis die Pest geradezu als Typhus darzustellen gesucht, wobei man das peripherische Drüsenleiden der Pest den Erkrankungen der inneren Drüsen beim Typhus gleichsetzte. Wenn man nun auch die Aehnlichkeit von Pest und Typhus nicht in Abrede stellen kann, so folgt daraus noch nicht, dafs beide zu derselben „Krankheitsfamilie" gehören und zu den oben genannten beiden Typhusformen ein Pesttyphus als dritte hinzugefügt werden müsse. Ich würde sonst die von mir aufgestellte Definition des Typhus ohne Weiteres als zu eng zugestehen, da die Petechien in der Pest nur in ganz späten Stadien erscheinen und ich weder sie, noch die Karbunkel als Aequivalente der Roseola betrachten kann. Pruner (die Krankheiten des Orients. Erlangen 1847. pag. 380.) beschreibt sehr weitläuftig den ägyptischen Typhus und erwähnt sein Vorkommen während der Herrschaft von Pestepidemien. Es wäre möglich, dafs spätere Untersuchungen, welche auf die eigentliche Natur und Ursache dieser Krankheiten genauer eindringen, uns eine nähere Verwandschaft derselben zeigen; gehen wir jetzt aber nicht weiter, als es die naturwissenschaftliche Methode erlaubt. Die Pest darf nur als das Beispiel einer akuten Krankheit, wo die allgemeine Krankheit locale Drüsenaffektionen hervorruft, als ein Beweis für die Abhängigkeit der Drüsenaffektion beim Typhus von dem allgemeinen Leiden dienen, — mehr nicht.*) — Wir unterscheiden demnach einen

*) Ich möchte hier noch einen Ausdruck rügen, den die Kraseo-Ontologie bis zum Ueberdrufs abgetreten hat. Man sagt von einer Reihe von Krankheiten, die man willkürlich auf humorale Grundlagen zurückführt, wenn keine Localaffektion da ist, sie verliefen im Blut, und wenn eine da ist, sie hätten sich localisirt. Wenn

einfachen und einen abdominalen Typhus, indem wir dem letzteren eine secundäre Erkrankung von Organen, die mit der Blutbildung in direkter Beziehung stehen, als charakteristische Eigenthümlichkeit zugestehen.

Andere Schriftsteller haben schon die Frage aufgeworfen, wodurch diese Complication des Typhus bedingt sei? Davidson führt in etwas unbestimmter Weise Ort, Jahreszeit, epidemische und andere noch unbekannte Einflüsse an, und erwähnt noch besonders, dafs der abdominale Typhus in Glasgow $1/_3$ der Typhus-Erkrankungen bilde, in Dublin viel seltener sei, in London $1/_4$ ausmache, aber zu verschiedenen Jahreszeiten sehr variire. Seitz (Bemerkungen über epidemische und endemische Krankheitsverhältnisse. 1848. pag. 86.) spricht

jemand also Blausäure nimmt und daran stirbt, so würde nach dieser Ansicht die Krankheit (Vergiftung) im Blut verlaufen sein. Was verläuft nun aber im Blut, wenn jemand auf den Kopf fällt und (durch eine Commotion des Gehirns) zu Grunde geht? Vergesse man doch ja nicht, dafs die ganze Erscheinungsreihe z. B. eines Typhus eingeleitet werden kann durch eine Blutvergiftung, dafs aber alle späteren Vorgänge von dem durch den eingebrachten Stoff veränderten Nervenapparat ausgehen können, nachdem dieser Stoff selbst längst wieder aus dem Körper ausgeschieden, das Blut gereinigt ist. Dann verläuft die Krankheit aber wesentlich am Nervenapparat und nicht im Blut. Was soll nun aber gar die Localisation? Will man sich dabei etwas denken, so darf man nur kritische Localisationen statuiren, denn das, was sich localisirt, wird dadurch nothwendig aus dem Blute entfernt. Indem man von dieser einfach logischen Folgerung absieht, verliert der Ausdruck allen Sinn. Ein Sturm, der durch die oberen Luftschichten dahinbraust und die Wolken vor sich herjagt, ist gleich der Krankheit, die im Blut verlaufen soll, gleich der inneren Bewegung, welche die Blutbestandtheile zu neuen Stoffen und Verbindungen auseinander und zusammen zwingt. Wenn aber der Sturm sich der Erdoberfläche nähert, Bäume entwurzelt, Häuser zusammenbricht und Schiffe zerschellen macht, dann — localisirt er sich? — nein, er pfeift über die Fläche hin, Alles verwüstend, was seiner Kraft nicht gleichen Widerstand entgegenstellt, und erst nach langer Zeit und in weiter Ferne bricht sich seine Gewalt.

sich dahin aus, dafs, wenn der Aufenthaltsort und die Lebensverhältnisse der Menschen auf die Entstehung und Erscheinungsweise der Fieber von Einflufs sind, doch die Gestalt derselben, insofern sie der Ausdruck der vorwaltenden örtlichen Läsionen ist, vorzüglich von Witterungsverhältnissen abzuhängen scheine. Er motivirt diesen Satz insbesondere durch die Erfahrung, dafs im Jahre 1846 gleichzeitig in Paris, London und München der Typhus mit sehr geringen Veränderungen am Darm aufgetreten sei. Allein diese Erfahrung, welche sich überdiefs auf zu kleine Summen von Beobachtungen stützt, genügt nicht. Trotzdem, dafs der allgemeine Charakter der Witterungsverhältnisse im Sommer 1846 auch in Berlin keine Abweichungen von dem von Seitz entworfenen Bilde zeigte, so hatten wir fortwährend die ausgebreitetsten Veränderungen am Darm der Typhösen zu beobachten. Und wenn es ferner auch richtig ist, dafs in England Abdominaltyphus genug vorkommt, (man vergleiche nur die Abbildungen von Bright *Reports of medical Cases. London 1827. Plate 13—15*), so darf man doch nicht übersehen, dafs er durchschnittlich im Vergleich zum einfachen Typhus sehr selten und in Irland insbesondere der letztere fast stationär ist. Aller Wahrscheinlichkeit nach sind es die localen Verhältnisse der Gesellschaft, welche die Form der Krankheit bestimmen, und wir können bis jetzt als ein ziemlich allgemeines Resultat hinstellen, dafs die einfache Form um so häufiger ist, je armseliger und einseitiger die Nahrungsmittel und je schlechter die Wohnungen sind. Albers (Die Darmgeschwüre. 1831. pag. 101. sq. 302.) urgirt die Skrophulose als ein begünstigendes Moment der Darmaffektion, und wenn ich auch seinen zum Theil etwas seltsamen Gründen nicht beistimmen kann, so scheint es mir doch richtig zu sein, dafs der abdominale Typhus da häufiger vorkommt, wo Skrophulose und Tuberkulose sich besonders reichlich entwickeln, wo also durch die Lebensverhältnisse eine gewisse Disposition zur Erkrankung gewisser drüsiger Organe gegeben ist. Eine genaue Entscheidung dieser Fragen hängt aber von der weiteren Entwicklung der medicinischen Statistik, welche eines der dringendsten Erfordernisse der Zeit ist, ab. —

Nach diesen etwas weitläuftigen Vorfragen können wir uns schon über mehrere der Ansichten, welche wir im Anfange dieses Abschnittes aufgestellt haben, aussprechen. Jedenfalls ist die in Oberschlesien epidemisch aufgetretene Krankheit als Typhus aufzufassen, denn es war, wie aus unseren früheren Mittheilungen hervorgeht, eine akute, an einen gesetzmäfsigen Verlauf gebundene, exanthematische Krankheit, welche von Anfang an mit heftigen, fieberhaften Erschütterungen des Nervenapparats auftrat, sehr bald Nervenerscheinungen mit dem Charakter der Depression, insbesondere an dem Muskelapparat entwickelte, Katarrhe der die Luftwege auskleidenden Schleimhäute mit sich brachte, und deren Exanthem als Roseola erschien. Wir können uns ferner dahin entscheiden, dafs wir einen einfachen, nicht mit Erkrankungen der zur Blutbildung gehörigen Organe verbundenen Typhus vor uns hatten. Es mufs aus der bisherigen Darstellung von selbst folgen, dafs wir den Namen „exanthematischer Typhus" zurückweisen, weil wir jedem Typhus die exanthematische Natur gewahrt haben; wir halten die Bezeichnung für ebenso pleonastisch, als wenn man von exanthematischen Masern oder von exanthematischem Rotz sprechen wollte. Den Namen Petechialtyphus können wir seiner historischen Bedeutung wegen concediren, allein wir ziehen es vor, seine Streichung aus der medicinischen Nomenklatur überhaupt zu beantragen, weil er den heutigen Anschauungen nicht mehr entspricht. Der Name Petechien bedeutet in der heutigen Sprache der Aerzte nicht mehr dasselbe, wie früher. Fracastorius, von dem wir bekanntlich die erste genaue Beschreibung dieser Krankheit haben, (*Opera. Lugd. 1591. Pars I. De morbis contagiosis Lib. II. cap. 6.*) gebraucht die Worte *lenticulae, puncticula, peticulae* als Synonyme, und von der Zeit an hat sich lange Jahre hindurch der Name Petechien als allgemeine Bezeichnung aller flachen, maculösen Exantheme, mochten sie nun durch einfache Capillarhyperämie oder durch Blutextravasate bedingt sein, erhalten. Noch Wedemeyer, wie ich schon berührte, spricht von primären und secundären Petechien, und versteht unter den ersteren die einfach hyperämischen, unter den zweiten die Extravasatflecken der Haut. Ueber die Beziehung dieser Flecke zu der Krankheit, namentlich ob die Petechien eine eigene Krankheit ausmachten oder nur als ein Symptom einer Krankheit und als der Ausdruck gewisser im Körper eingetretener Veränderungen betrachtet werden dürften, hat man lange hin und her gestritten, wie man sich bei Sarcone (Geschichte der Krankheiten, die 1764 in Neapel sind beobachtet worden. Zürich 1772. Bd. III. pag. 140.) des Weitläuftigen überzeugen kann, und man war mehr und mehr darin übereingekommen, daſs man die dunkelrothen, in's Bleifarbene oder Schwärzliche ziehenden Flecke, also die eigentlichen Extravasatflecke, auf eine Zersetzung, faulige Verderbniſs des Bluts bezog. Die Krankheit, welche man Petechialtyphus nannte, ging häufig mit dieser Art von Flecken einher, wie wir es ja auch bei der oberschlesischen gesehen haben, allein sie bilden nur eine Nebensache dabei, da fast alle Schriftsteller darin übereinstimmen, ihnen die gesetzmäſsige Beziehung zu dem Krankheitsverlauf abzusprechen. Man darf nicht Krankheiten benennen nach einer Erscheinung, die nur die zufällige, wenn auch häufige Folge gewisser Bedingungen ist, die sich im Laufe der Krankheit gestalten. Die Petechien, nach denen der Petechialtyphus ursprünglich den Namen bekommen hat, waren aber nicht Extravasatflecke, sondern evident Reseolaflecke, *taches roses lenticulaires, lenticulae*, und es war ganz der allgemeinen Anschauungsweise des Volks angemessen, daſs man die ganze Krankheit einfach durch den Namen des Exanthems bezeichnete. Masern, Scharlach, Pocken sind Ausdrücke für den ganzen Krankheitsprozeſs und für das Exanthem gleichzeitig, obwohl sie ursprünglich nur für das letztere gelten. So sagt auch Fracastorius ganz bezeichnend: (*febres illas*) *vulgus lenticulas aut puncticula appellat, quod maculas proferunt lenticulis aut puncturis pulicum similes; quidam mutatis literis peticulas dicunt.* Das Volk nannte also die ganze Krankheit einfach Petechien (Fleckfieber). Hätte man diesen Namen beibehalten, so würde die ganze spätere Nosologie eine geringere Verwirrung erlangt haben und es würde namentlich die exanthematische Natur der Krankheit festgehalten sein. Jetzt stellt sich die Sache einfach so, dafs nach meiner Definition Typhus dasselbe bedeutet, was man im 16ten Jahrhundert durch Petechien bezeichnete. Eine Restitution dieses alten Begriffs halte ich nicht für möglich, weil sonst eine allgemeine Confusion ausbrechen würde, aber es scheint mir wichtig, sich darüber klar zu sein, dafs wir durch das Ueberstürzen der nosologischen Systeme, deren jedes aus sich heraus Dutzende von neuen erzeugte, allmählich dahin gekommen sind, unter dem Namen Petechien, der ursprünglich die akute exanthematische Krankheit, welche wir jetzt Typhus nennen, bezeichnete, locale Extravasatflecke der Haut zu verstehen. Nachdem wir also früher gezeigt hatten, dafs exanthematischer Typhus ein Pleonasmus sei, glauben wir jetzt nachgewiesen zu haben, dafs Petechialtyphus nichts mehr und nichts weniger, als eine Tautologie ausdrückt.

Die nächste Frage, welche wir jetzt angreifen können, ist die nach der Identität des oberschlesischen Typhus mit dem von Hildenbrand beschriebenen contagiösen Typhus. Im Allgemeinen hat dieselbe freilich keinen grofsen Werth, denn mit demselben Rechte könnte man die Identität des ersteren mit vielen anderen in der Literatur der Epidemien vertretenen Typhen besprechen; ich erwähne sie nur, weil man gerade darauf ein besonderes Gewicht gelegt hat. Lassen wir vorläufig die Contagiosität aus dem Spiel, auf welche wir sehr bald zurückkommen müssen, und halten wir uns an die Phänomenologie der Hildenbrandschen Epidemie, so glaube ich die Frage von der Identität entschieden verneinen zu müssen. Freilich mufs ich hinzufügen, dafs ich auch die Ansicht nicht theile, als sei der Hildenbrandsche Typhus ein einfacher, oder wie sie sagen, ein petechialer gewesen. Nach Hildenbrand (Ueber den ansteckenden Typhus. Wien 1810.) traten nämlich im 5ten Stadium der Krankheit, welches nach seiner Eintheilung die zweite Woche nach dem Eintritt des Schüttelfrostes umfafst, Schmerzen in den Gedärmen auf, die er als entzündliche betrachtet, immer mit Geneigtheit zu öfteren, flüssigen, sehr übelriechenden Stuhlausleerungen; Meteorismus war eine „unwandelbare" Erscheinung in diesem Zeitraum. Diese Angaben deuten entschieden auf eine Darmaffektion hin, und wenn man wirklich zugestehen wollte, dafs es vielleicht eine einfach katarrhalische gewesen sei, so dürfen wir doch nicht übersehen, dafs unsere Epidemie Darmkatarrhe nur ausnahmsweise brachte und Meteorismus ganz fehlte. Allein es wäre auch nicht gerechtfertigt, wenn man bei dem unvollkommenen Zustande der pathologischen Anatomie zur Zeit Hildenbrand's die Möglichkeit, dafs wirkliche typhöse Erkrankungen (die ja nicht nothwendig Geschwürsbildung zu setzen brauchen) der Darmfollikel, Mesenterialdrüsen etc. vorhanden gewesen seien, geradezu zurückweisen wollte; erinnern wir uns nur daran, dafs eigentlich erst durch die Schrift von v. Pommer (Beiträge zur näheren Kenntnifs des sporadischen Typhus. Tübingen 1821.) die Kenntnifs der anatomischen Veränderungen, welche der Typhus an jenen Organen hervorbringt, in Deutschland angebahnt ist. — Hildenbrand sagt ferner (pag. 72), dafs „Betäubung, welche vollkommen der Trunkenheit glich, in verschiedenem Grade durch alle Zeiträume der Krankheit die vorzüglichste, hervorstechendste und beständigste Erscheinung" gewesen sei. In Oberschlesien gehörte diese Erscheinung zu den gröfsten Ausnahmen; gerade der geringe Grad der Hirnaffektion, die vollkommene Freiheit der Denkthätigkeit war für die Epidemie charakteristisch. Typhomanie, ein Zustand der Gleichgültigkeit gegen die Umgebungen, ein Träumen im halbwachen Zustande, ein Denken nach blofs innerer Erregung, so jedoch dafs auf starke äufsere Erregungen die Art der Aeufserung der eines aus dem Schlaf gestörten und halb erwachten Menschen glich, fehlten fast überall in Oberschlesien, wenn sie auch zuweilen vorkamen; bei

Hildenbrand gehörten sie zu denjenigen Erscheinungen, die er zu den wesentlichsten und beständigsten rechnet. — Diese Anführungen werden genügen, um die grofse Differenz zwischen dem oberschlesischen Typhus und der von Hildenbrand beschriebenen Epidemie zu zeigen.

Es würden demnach von den im Anfang citirten Ansichten über die Wesenheit des oberschlesischen Typhus nur noch die beiden zu besprechen sein, ob es ein contagiöser oder ein Hungertyphus gewesen sei. Die Entscheidung darüber fällt zusammen mit den ätiologischen Fragen, die gleichfalls im Eingange dieses Abschnittes schon berührt worden sind, und wir wenden uns daher sogleich zu ihrer Besprechung.

Alle einheimischen Aerzte waren, wie ich erwähnt habe, darüber einig, dafs die jetzige Epidemie sich der Form der Krankheit nach von dem endemischen Typhus Oberschlesiens nicht unterschiede. Wir können uns auf eine genaue Debatte dieser Behauptung nicht einlassen, da uns alle Mittel dazu fehlen, indefs scheint mir bei einer im Allgemeinen so einfachen Vergleichung die allgemeine und einmüthige Angabe einen hohen Grad von Glaubwürdigkeit zu haben. Nichtsdestoweniger werde ich auch die andern Ansichten discutiren, zumal da der Mangel pathologisch-anatomischer Untersuchungen eine sehr grofse Lücke bildet. Diejenige Meinung, welche den Typhus aus der Hungersnoth ableitete, sowie die, welche ihn durch Contagion von aufsen her einschleppen liefs, müssen natürlich, wenn man die Identität des epidemischen und endemischen Typhus zugesteht, dahin abgeändert werden, die eine, dafs der endemische Typhus durch die Hungersnoth die epidemische Entwickelung gewonnen habe, die andere, dafs dies durch gegenseitige Ansteckung geschehen sei. Man mufs dabei festhalten, dafs die eine Ansicht die andere nicht ausschliefst. Die einheimischen Aerzte hielten auch den endemischen Typhus für ansteckend, und man könnte also daran denken, dafs der Hunger die Epidemicität der Krankheit nur durch die Steigerung der Contagiosität bedingt hätte, oder im Gegentheil, dafs der Hunger und das Contagium gleichzeitig die Zahl der Erkrankungen gesteigert hätten.

Fangen wir mit der Contagion an. Als ich in die Kreise kam und einen der Aerzte nach dem andern erkranken sah, während alle Beobachter, Aerzte sowohl als Laien, die Ansteckung als eine bekannte und alltägliche Erfahrung hinstellten, dachte ich einen Augenblick kaum daran, nach Beweisen zu forschen. Allein ich erinnerte mich an die Discussionen, welche im Schoofse der *Académie de Médecine* zu Paris in den letzten Jahren über die Contagiösität des gelben Fiebers und der Pest geführt worden waren, Discussionen, welche die durch Jahrhunderte alte Erfahrung scheinbar unwandelbar festgestellte Ansicht von der Ansteckungsfähigkeit dieser seuchenhaften Krankheiten bis in den Grund erschütterten und eine vollkommene Umwälzung in der Quarantäne-Gesetzgebung anbahnten; ich erinnerte mich an die Streitigkeiten über die Contagiosität der Cholera, — und ich erlaubte mir, den in Rybnik zu einer Conferenz versammelten Aerzten die Frage vorzulegen und sie um nähere Beweise zu ersuchen. Es ergab sich, dafs zwei Thatsachen als besonders beweisende hingestellt wurden. Hr. Landrath v. Durant hat später die Güte gehabt, mir dieselben im Detail mitzutheilen, und ich werde sie später so wiedergeben. Vorher mufs ich aber noch einige Bemerkungen voraufschicken.

Wenn es richtig ist, dafs der einfache Typhus in den oberschlesischen Kreisen endemisch ist, so müssen, wie sich das von selbst versteht, auch die Ursachen, die Bedingungen desselben örtliche, endemische sein. Jedermann, der sich unter diese Bedingungen versetzt, wird sich damit in die Lage bringen, die Krankheit zu bekommen. Alle unter den Bedingungen lebenden Menschen, also ein mehr oder weniger grofser Bruchtheil der Bevölkerung befindet sich von vorn herein in dieser Lage; jeder, der von aufserhalb hinzukommt, jeder Fremde, der unter die endemischen Bedingungen gebracht wird, geräth in die Lage zu erkranken. Nehmen wir einige Beispiele. In Rom sind Wechselfieber endemisch, die Einwohner leiden viel daran, jeder Fremde, der insbesondere Nachts die nöthigen Vorsichtsmaafsregeln versäumt, kann Wechselfieber bekommen. In New Orleans entwickelt sich in gewissen Jahreszeiten das gelbe Fieber; jedermann, der zur rechten Zeit nördlichere Gegenden aufsucht, bleibt frei; jeder, der in die Stadt kommt, kann erkranken. Ebenso ist es mit der Cholera in Indien, der Pest in Aegypten, den Tropenfiebern an der Guinea-Küste.

Nun ist es eine Thatsache, dafs insbesondere viel Aerzte, Geistliche und barmherzige Brüder in der Ausübung ihrer Berufspflicht in Oberschlesien erkrankt sind. Ich setze die Liste der mir bis jetzt bekannt gewordenen in Oberschlesien erkrankten Aerzte hierher, in der Ueberzeugung, dafs die medicinische Presse die Pflicht hat, die grofsen Opfer, welche der ärztliche Stand der Gesellschaft mit den unschätzbarsten Gütern, seiner Gesundheit und seinem Leben bringt, ohne die Lorbeeren des Kriegers oder die Ordenszeichen der Diplomaten zu erwarten, der öffentlichen Erinnerung zu erhalten:

A. Einheimische Aerzte:

1. Dr. Kries in Rybnik †. 2. Dr. Raschkow in Loslau. 3. Dr. Babel in Pless. 4. Dr. Chwisteck in Sohrau. 5. Dr. Bofs in Sohrau. 6. Wundarzt Preifs in Rybnik †. 7. Wundarzt Haber in Rybnik. 8. Dr. Goldmann in Rybnik. 9. Dr. Krieger in Ratibor †. 10. Dr. Lemonius in Beuthen. (11. Dr. Türk in Loslau im Sommer 1847.)

B. Fremde Aerzte:

1. Dr. Kuh, Prof. der Chirurgie zu Breslau, in Rybnik. 2. Dr. Neumann, Secundärarzt an der Provincial-Irrenanstalt zu Leubus, in Radlin. 3. Dr. Biefel, Militair-Oberarzt zu Breslau, in Rybnik. 4. Dr. Borchardt aus Breslau in Pless. 5. Dr. v. Frantzius aus Danzig in Sohrau. 6. Dr. Steinberg, Militair-Oberarzt zu Potsdam, in Rybnik. 7. Dr. Glum, Pensionärarzt am medicinisch-chirurgisch. Friedrich-Wilhelms-Institut zu Berlin, in Rybnik. 8. Dr. Scholler, Pensionärarzt

an derselben Anstalt, in Loslau. 9. Dr. Dümmler von Berlin in Chelm. 10. Dr. Stich, Stadtarmenarzt zu Berlin, in Pless. 11. Dr. Tichy von Berlin in Pless. 12. Dr. Mittmann, Militair-Oberarzt zu Ohlau, in Rosenberg †. 13. Dr. Rühle von Berlin in Rybnik. — Dazu 14. Prinz Biron von Kurland, Delegirter des Breslauer Comités, in Rybnik †.

So grofs diese traurige Liste ist, so beweist sie doch nichts für die Contagiosität der Krankheit. Und wenn jeder einzelne der einheimischen und fremden Aerzte erkrankt wäre, so würde daraus allein noch nichts folgen. Kann sich nicht jeder, indem er die Kranken in ihren Wohnungen aufsucht, denselben Erkrankungs-Bedingungen ausgesetzt haben, denen die Kranken erlegen waren? Wie, wenn eine Gesellschaft die Aufopferung hätte, dafs jeder einzelne daraus seine Hand in ein Feuer steckte, würde man dann aus dem Umstande, dafs jeder eine Verbrennung davon trüge, den Schlufs ziehen, dafs der zuerst verbrannte die übrigen angesteckt habe? Gewifs nicht. Das Feuer wäre ansteckend, aber nicht die Menschen. So lange man daher im Stande ist, die Erkrankungen der Aerzte aus der primären, endemischen Ursache zu erklären, so lange kann diese Thatsache nicht als ein Beweis für die Ansteckungsfähigkeit der Krankheit angesehen werden.

Ebenso verhält es sich mit den Geistlichen und barmherzigen Brüdern. Alles, was man mir darüber erzählt hat, ist nicht stichhaltig. Ich führe einige Beispiele an, wie sie mir mitgetheilt wurden: Der Pfarrer von Deutsch Weichsel war am Typhus gestorben, sein Amtsbruder Franz Grofsek von Staude übernahm die Ordnung seiner Hinterlassenschaft und die Besorgung seiner Amtsgeschäfte. Die dadurch bedingten täglichen und nächtlichen Anstrengungen erschöpften ihn bald auf's Aeufserste und er fühlte sich schon sehr krank, als er sich noch auf den Schlitten tragen liefs, um den Erkrankten die Tröstungen der Religion zu bringen. Am Tage danach legte er sich und starb nach 3 Tagen. (Vgl. die Hungerpest pag. 75.) Zwei barmherzige Brüder, die ihn gepflegt, und der Pfarrer von Czwiklitz, der ihn nochmals besucht hatte und ihm sehr befreundet war, erkrankte bald darnach. — Ein Mann aus der Pfarrei Boguschowitz, der im Teschenschen bei Freistadt, wo die Krankheit schon epidemisch herrschte, zur Arbeit gewesen war, erkrankte nach seiner Rückkehr und starb sehr schnell, nachdem er „ganz schwarz im Gesicht" geworden war. Der Pfarrer von B., der ihm die Sakramente gereicht hatte, wurde gleich darauf befallen und starb in wenigen Tagen mit Petetschen. Der Wundarzt Preifs aus Rybnik, der ihn behandelte, erkrankte darauf und erlag der Krankheit; der Erzpriester Ruska von Rybnik, der ihm religiösen Trost gespendet hatte, wurde nach einander von zwei Anfällen eines gastrischen Fiebers befallen. — Der Erzpriester von Sohrau, der vielen Kranken die Sakramente gegeben hatte, erkrankte und starb nach 4 Tagen. Bei seiner Beerdigung strömte viel Volks zusammen. Einer von denen, die ihn getragen hatten, starb 3 Tage später. Unter denen, die ihm folgten, befand sich der Schmied von Baranowitz mit seiner Frau. Die letztere, die bis dahin ganz wohl gewesen war, erkrankte und starb in 3 Tagen, nachdem sie bestimmt ausgesagt, das habe sie von der Leiche des Erzpriesters; der Mann erkrankte gleichfalls und hatte eine schwere Reconvalescenz.

So erzählten mir glaubwürdige, aber nicht skeptische Menschen. Ueberall noch eine genaue Controlle der einzelnen Thatsachen anzustellen, war nicht mehr möglich; wo es indefs geschehen konnte, da fanden sich bald Ungenauigkeiten. So war es mir z. B. sehr auffallend, dafs in dem letzten Beispiel die Todesfälle so frühzeitige sein sollten, da ich doch die Ueberzeugung gewonnen hatte, dafs der Tod erst zwischen dem 9ten — 14ten Tage einzutreten pflege. Zufälligerweise erinnerte sich Hr. Dr. Sobeczko, der den Erzpriester behandelt hatte, dafs derselbe schon am Mittwoch krank gewesen sei, sich jedoch erst am Sonntag gelegt habe und am Dienstage gestorben sei. Solche constatirte Ungenauigkeiten schmälerten die Sicherheit auch der übrigen Punkte bedeutend. Ueberdiefs, wie konnte man es auch nur entfernt als sicher annehmen, dafs die Ansteckung der Aerzte, Priester und barmherzigen Brüder gerade an diesem oder jenem bestimmten Kranken geschehen sei, da sie ja mit so vielen Kranken zu thun hatten? Es ist freilich nicht blofs bei Epidemiographen, sondern auch bei den einzelnen Praktikern, die in Epidemien erkrankt sind, herkömmlich, davon zu erzählen, wie durch eine eigenthümliche Erschütterung des Nervensystems, durch einen plötzlichen Schauder oder Ekel bei der Untersuchung eines bestimmten Kranken plötzlich das Gefühl, angesteckt zu sein, in ihnen klar geworden sei; allein ich kann dieses Gefühl nicht als einen naturwissenschaftlichen Beweis anerkennen. Ich bin mir keiner kleinlichen Furcht bewufst, wenn ich ansteckenden Kranken gegenüber trete, nur dafs ich die Möglichkeit einer Ansteckung nie verlacht habe, allein ich erinnere mich sehr wohl und gerade aus der ersten Zeit, wo ich die oberschlesische Epidemie studirte, mehrmals bei der unmittelbaren und nahen Untersuchung und Betastung der Kranken von einem solchen Schauder oder Ekel überfallen zu sein. Da ich aufserdem mehrere Tage lebhafte gastrische Beschwerden, Kopfweh etc. hatte, so dachte ich geradezu an eine Erkrankung; wäre sie wirklich erfolgt, so wäre ich wahrscheinlich geneigt gewesen, sie von dem Augenblick des Schauders zu datiren. — Kann man nun also die Ansteckung von Aerzten und Geistlichen kaum je von einem bestimmten Kranken ableiten, so würde wieder nur die allgemeine Möglichkeit der Ansteckung überhaupt anzunehmen sein, und gegen diese gilt der Einwand der Endemicität der Ursache in der gröfsten Ausdehnung.

In Sohrau sprach man geradezu von einer Einschleppung der Krankheit aus dem Wadowiczer Comitat in Galizien durch einen Handelsjuden, Namens Prager. Die Krankheit desselben sei verheimlicht worden, sie habe sich durch Ansteckung auf andere jüdische Familien fortgepflanzt, und ihre Existenz sei erst bekannt geworden, als sie sich von da auf andere Einwohner ausbreitete. Hr. Kreisphysikus Kunze hatte diesem Gerücht sogleich genauer nachgeforscht und es hatte sich herausgestellt, dafs zu der Zeit, wo der Jude erkrankte, schon ganze Häuser in Sohrau ausgestorben waren. So kann man sich auf solche Erzählungen verlassen!

Sehen wir uns jetzt die beiden als besonders beweiskräftig betrachteten Beispiele an. Ich führe sie wörtlich aus dem Schreiben des Hrn. v. Durant an:

Am 8. Decbr. 1847., nachdem der Typhus schon in den Dörfern Brodek und Roy in vielen Häusern namentlich des letzteren Dorfes grassirte, wurde in dem Dorfe Paruschowitz eine Kuh gestohlen, deren Spur nach jenen Dörfern führte und den Verdacht ergab, die Diebe daselbst zu finden. Der Gensdarm Dolezych verfolgte die Spur bis Brodek und arretirte daselbst den polizeilichen Observaten Joh. Machel und alsdann in dem Dorfe Roy den polizeilichen Observaten Franz Chylla (die Weiber und Kinder beider Männer lagen am Typhus krank) und brachte diese beiden Arrestanten in die Wachtstube des Rybniker Magistrats. In der folgenden Nacht wiederholte er die Nachsuchung in dem Dorfe Roy und arretirte die in voriger Nacht flüchtig gewordenen Martin Machel, Franz Motzka und Joseph Strongek, und lieferte sie in dasselbe Gefängnifs ab. Drei dieser Gefangenen wurden in das Gefängnifs des Königl. Land- und Stadtgerichts zu Rybnik gebracht, erkrankten am Typhus und steckten alle Inkulpaten daselbst an, von denen 6 hintereinander starben. In dem städtischen Gefängnifs war der Typhus ebenfalls ausgebrochen und am 19. Decbr. erkrankte der Gensdarm Dolezych daran, einige Tage später die Marktsoldaten Paczek und Swientek und der Stadtsergeant Walter, welche sämmtlich sich in der Wachtstube aufhielten; aufser ihnen erkrankten die Nachtwächter Franz Sollonz, Carl Leschnig, Koch und Jacob Rarzellik, von denen der letztere starb. Alle hatten sich in der Wachtstube aufgehalten. Ich veranlafste die Desinfection und Reinigung der Wachtstube, nachdem die Gefangenen herausgebracht worden waren; von den 2 Frauen, welche die Reinigung vorgenommen hatten, erkrankte die Antonie Koch am 2ten Tage und die Marianne Sollonz am 4ten Tage, wobei ich bemerke, dafs dieses die Frauen der Nachtwächter waren, welche schon am Typhus krank gewesen waren. —

Auf der Colonie Paulsdorf wohnt der Schmied Pozimorski. Derselbe hatte eine Tante in Sohrau, welche am Typhus starb, und deren nächster Erbe er war. Das Erbtheil bestand aus einem Gebett Betten, in welchem die Verstorbene gestorben war. Pozimorsky nahm die Betten nach Paulsdorf und hing sie auf den Boden; nach einigen Tagen nahm er sie aus Besorgnifs, sie möchten ihm dort gestohlen werden, herunter und legte sie in seiner Stube hinter den Ofen. In der einen Nacht benutzte der Sohn des Pozimorski diese Betten als Lager, erkrankte bald darauf am Typhus und binnen 3 Tagen wurden 7 Häuser der bis dahin vollkommen gesunden Colonie angesteckt. —

Diese auf den ersten Blick sehr beweiskräftig aussehenden Fälle ertragen doch eine strengere Kritik nicht. In der ersten Gruppe sehen wir, dafs 5 Leute aus Dörfern, in denen Typhus herrschte, und von ihren selbst erkrankten Familien weg nach Rybnik gebracht und theils in die städtische Wachtstube, theils in das Gerichts-Gefängnifs gesetzt werden. Dort kommen sie mit Nachtwächtern, Stadtsoldaten etc., hier mit andern Gefangenen in Berührung. Sie sowohl, als diese anderen erkrankten. Nachher wird das Gefängnifs von Frauen der erkrankten Nachtwächter gereinigt und diese erkranken wiederum. Das ist die Thatsache; der Schlufs daraus ist, dafs jene 5 Leute schon zu Hause sich angesteckt oder von da ein Contagium mitgebracht haben, dafs sie diefs auf alle mit ihnen in Berührung gekommenen Personen übertragen haben und dafs das Contagium sich in dem Gefängnifs so festgesetzt habe, dafs noch die mit der Reinigung desselben beschäftigten Frauen von demselben ergriffen wurden. Dieser Schlufs ist vollkommen willkürlich. Es ist nicht bewiesen, dafs jene 5 Leute ihre Krankheit schon mitgebracht haben, sondern es ist sehr gut möglich, dafs sie dieselbe, ebenso wie die übrigen Inkulpaten, erst in dem Gefängnifs contrahirt haben. Wäre damals in Rybnik noch kein Typhus gewesen, so könnte man von dieser Möglichkeit eher absehen. Allein nach den Erkundigungen, die ich darüber eingezogen habe, war z. B. schon bei einem Schornsteinfeger und bei einem Buchdrucker das ganze Haus erkrankt; in der letzteren Familie war zuerst Frau und Tochter krank gewesen, später hatte sich der Vater, der sie gepflegt, gelegt und war gestorben. Ebenso wenig sieht man ein, warum die Nachtwächterfrauen gerade in dem Gefängnifs sich angesteckt haben sollen, da sie ja zu Hause bei ihren kranken Männern die beste Gelegenheit dazu hatten. Die Schnelligkeit, mit der sich hier Ansteckung und Krankheit gefolgt sein sollen, widerspricht überdiefs allen übrigen Erfahrungen. Dafs endlich die Nachtwächter und Stadtsoldaten gerade in dem Gefängnifs und von den Gefangenen ihre Krankheit empfangen haben, ist sehr zweifelhaft, da sie ja ebenso gut ohne eine solche Berührung erkranken konnten, als es andern Einwohnern von Rybnik wirklich begegnet ist. — Der zweite Fall ist noch weniger überzeugend. Der Schmied hatte nicht den Typhus bekommen, obwohl er die Betten von Sohrau geholt hatte; seine Familie war frei davon geblieben, obwohl die Betten hinter dem Ofen in der Stube lagen. Dafs der Sohn erkrankte, bald nachdem er auf den Betten eine Nacht geschlafen hatte, und dafs dann in 3 Tagen 7 Häuser inficirt wurden, daraus folgt doch nicht, dafs nun der Sohn von den Betten und die übrigen Bewohner der Colonie in einer so kurzen Incubationszeit von dem Sohne angesteckt worden sind. Beweisen läfst sich das doch auf keine Art.

Wenden wir uns daher zu einem anderen Kriterium der Contagiosität. Fast bei allen Contagien, insbesondere aber bei den exanthematischen Krankheiten, besteht ein Incubationsstadium von im Allgemeinen constanter Dauer. Es entstand also die Frage, ob ein solches Stadium der Latenz der Krankheit bei dem oberschlesischen Typhus nachzuweisen sei. Meine Nachfragen bei den Aerzten schienen Anfangs darauf hinzudeuten, dafs diefs wirklich der Fall sei und dafs die Inkubation etwa 14 Tage bis 3 Wochen betragen habe. War diefs richtig, so hätten sich ähnliche Verhältnisse herausstellen müssen, wie sie von Panum (d. Archiv I. pag. 492) mit so vielem Glücke für die Masernepidemie auf den Färöern nachgewiesen sind, wenn es sich auch nicht erwarten liefs, dafs sie in einer solchen Reinheit hervortreten würden, da die Verkehrszustände viel mannigfaltiger und eine Kreuzung der Ansteckungen nicht abzuleugnen war. Im Allgemeinen hätte man aber erwarten können, dafs bei einer 14tägigen Incubation die Erkrankungen in den einzelnen Familien oder Häusern immer mit einem Zwischenraum von 14 Tagen hätten geschehen müssen, vorausgesetzt, dafs man nicht die Krankheit während ihres ganzen Verlaufs für ansteckend hätte halten wollen, in welchem Fall eine Entscheidung gar nicht zu erwarten, eine Untersuchung überhaupt unmöglich war. Die erstere Voraussetzung von einem 14tägigen Zwischenraum zwischen den Erkrankungen konnte ich in den Häusern nicht bestätigen; die Erfahrungen über die Erkrankung der fremden Aerzte widersprach ihr direkt, denn z. B. Hr. Biefel war überhaupt nur 9 Tage (vom 19. bis 27. Febr.) in dem Kreise gewesen, als er erkrankte.

Es sind endlich die Thatsachen zu erwähnen, welche gegen die Contagiosität direkt sprechen. Wie ich schon sagte, so erklärten die einheimischen Aerzte den oberschlesischen Typhus auch der früheren Jahre für contagiös. Hr. Haber, der seit 11 Jahren die Kranken der Knappschaftsbezirke von Rybnik im Lazareth und zu Hause behandelte, läugnete die Möglichkeit einer Ansteckung an der Leiche, einer Verschleppung der Krankheit durch Kleidungsstücke etc. durchaus, und erklärte sich nur für eine Uebertragung der Krankheit von Mensch zu Mensch in den Wohnungen der Leute, da er es nie erlebt habe, dafs in dem Lazareth, wo die verschiedenartigsten Kranken mit Typhösen aller Stadien in gemeinschaftlichen Räumen lagen, eine Ansteckung erfolgt sei. Bis zu meiner Abreise von Sohrau war die letztere Thatsache auch für das dort eingerichtete Lazareth gültig: zwischen den Typhösen lagen auch einige andere Kranke, z. B. einer mit erfrorenen Füfsen, allein keiner von ihnen wurde von der Krankheit befallen.*) Nun ist es aber leicht ersichtlich, dafs die

*) Herr Dr. Stich, der eben von Pless zurückkehrt, erzählt mir, dafs in dem Lazareth in der Hechlowska bei Pless eine Elisabethinerin am Typhus erkrankt sei, die nur mit den Kranken umgegangen sei. Das wäre die erste, mit Bestimmtheit für Contagion sprechende Thatsache, wenn sie sich in ihrem letzteren Theil durchaus bestätigt.

Annahme einer Contagiosität blofs innerhalb der Wohnungen ganz willkürlich ist. Es ist das blofs die ontologische Formel für die Thatsache, dafs eine Uebertragung von Mensch zu Mensch nicht beobachtet ist, sondern dafs der Aufenthalt in einer Wohnung, wo Menschen erkrankt sind, die Krankheit hervorrief. Diese Thatsache ist aber vielmehr ein Beweis gegen die Contagion und für die Endemicität der Ursache. — Mehrere der erkrankten Aerzte haben sich frühzeitig nach andern Orten begeben und ihre Krankheit in Breslau, Liegnitz, Berlin durchgemacht. Bis jetzt weifs ich nichts davon, dafs sich von ihnen die Krankheit irgendwie an diesen Orten ausgebreitet hätte.

Fassen wir Alles zusammen, so können wir also nur sagen, dafs bis jetzt keine Thatsachen vorliegen, welche die Contagion beweisen, dafs vielmehr bestimmte Erfahrungen dagegen sprechen und fast alle darauf bezogenen Vorgänge sich durch die Endemicität der Krankheitsursache erklären. Leider sind die Aerzte immer noch zu wenig an die naturwissenschaftliche Methode gewöhnt, dem Autoritätenglauben und einer zweifelhaften Wahrscheinlichkeitsrechnung zu sehr ergeben, als dafs sie an eine genaue Analyse der Beweise gingen. In den Naturwissenschaften ist es Gebrauch, und das ist der einzig logische Weg, dafs Alles, was nicht bewiesen ist, unberücksichtigt bleibt; in der Medicin stellt man sich an, als ob Alles, was nicht widerlegt ist, richtig sei und Berücksichtigung verdiene. Nirgends macht sich dieser Grundsatz breiter, als in der Lehre von den contagiösen Krankheiten, und es kostet die härtesten Kämpfe, die Gegner Schritt vor Schritt von ihrem angestammten Terrain zu vertreiben. Gehen doch die medicinischen Geschichtsforscher in dieser Vertheidigung der Alten so weit, dafs sie die willkürlichen Annahmen von Schriftstellern, die vor 3 oder mehr Jahrhunderten schrieben, über die mühevollen Erfahrungen neuer Beobachter stellen, als ob die Autorität von Aerzten, welche die Schwindsucht, das Wechselfieber, den Krebs für ansteckend hielten, das Geringste für die Ansteckungsfähigkeit des Petechialtyphus, der Pest, des gelben Fiebers beweisen könnte! Diese vornehme Art, hinter dem grünen Tisch hervor aus staubigen Büchern die lebendigen Erfahrungen der täglichen Beobachtung zu kritisiren, mufs endlich einmal aufhören.

Wenn ich demnach die Contagiosität des oberschlesischen Typhus bis dahin, dafs direkte Beweise dafür kommen, in Frage stelle, so bemerke ich, dafs ich sie damit nicht absolut leugnen will. Dafs Typhen überhaupt contagiös werden können, ist unzweifelhaft. Der Kriegstyphus, der britische, ja selbst der abdominale (vgl. Louis II. pag. 368) Typhus übertragen sich nach unzweifelhaften Beobachtungen unter günstigen Bedingungen von Mensch zu Mensch. Die Streitigkeiten, welche sich über die Ansteckungsfähigkeit des Abdominaltyphus immer wieder von Neuem erheben, hat Riecke (der Kriegs- und Friedenstyphus in den Armeen. Potsdam 1848. pag. 63) dadurch zu erledigen gesucht, dafs er das Typhuscontagium vielmehr als ein aus den Typhuskranken neu entwickeltes Miasma fafst, so dafs also der Grund der Meinungsverschiedenheit mehr in dem Ausdruck, als in der Sache liege. Diese Bemerkung scheint mir die fruchtbarste zu sein, welche in dem fleifsig gearbeiteten, aber durch die Vermischung von Hypothesen und seltsamen Ontologien mit Thatsachen höchst ungeniefsbar gewordenen Buche enthalten ist. Allerdings weisen alle Erfahrungen darauf hin, dafs eine Erregung der Krankheit in einem neuen Individuum nur bei einer gewissen Intensität (Concentration des krankmachenden Stoffs) und Dauer der Einwirkung stattfindet, dafs der Grad der Krankheit im Allgemeinen in einem geraden Verhältnifs zu dem Grade der Erregung steht und die Wirkungsfähigkeit der erregenden Ursache sich in dem Maafs ihrer Verbreitung (Verdünnung) vermindert. Für den letzteren Punkt finden sich namentlich sehr interessante Detail-Beläge in der Beschreibung einer Typhus-Epidemie, welche im Frühling 1844 in Halle herrschte, von Bertog (*Diss. inaug. de typho Halis vere anni 1844 observato. Halis 1844.*). Solche Erfahrungen zeigen auf's unzweifelhafteste, dafs das Typhus-Contagium sich von den Contagien der eigentlichen eruptiven Krankheiten (Pocken, Scharlach, Masern), der Syphilis etc. wesentlich unterscheidet, indem bei diesen durch die Verbreitung keine Abstumpfung der Contagiosität, durch das Maafs des übertragenen Stoffs keine Steigerung der Krankheit stattfindet und die Uebertragung auch durch das kleinste Partikelchen erregender Substanz geschehen kann. Ich würde aber defshalb nicht mit Riecke das Typhus-Contagium von den Contagien überhaupt trennen, sondern ich würde vielmehr hervorheben, dafs man die contagiösen Krankheiten unter zu einseitigen Gesichtspunkten behandelt hat. Dieselben müssen wenigstens in 3 grofse Gruppen geschieden werden. Die erste umfafst diejenigen Krankheiten, welche immer und ohne Ausnahme nur durch Uebertragung von Individuum zu Individuum sich fortpflanzen, also insbesondere die Syphilis und die akuten Exantheme, bei denen die Hautveränderung kritische Bedeutung hat. Die zweite Gruppe enthält diejenigen Krankheiten, welche durch die Uebertragung und Fortpflanzung von Thieren und Pflanzen von Individuum zu Individuum erregt werden, also die Wurmkrankheiten, die Krätze, vielleicht den Soor und wahrscheinlich den Kopfgrind. Die dritte Gruppe endlich wird von Krankheiten gebildet, welche sich unter bestimmten Bedingungen im thierischen Körper entwickeln, dann aber die Fähigkeit besitzen, sich von diesem ersten Entwicklungsheerde aus auf andere Körper zu übertragen. Dahin rechne ich die katarrhalischen und diphtheritischen Entzündungen der Schleimhäute, von denen die ersteren in ihren intensiven Formen die Blennorrhoen (Tripper, Augenblennorrhoe, fluor albus) bilden; ferner die Nosocomialgangrän (*typhus traumatique*), die Typhen, die Puerperalfieber, den Rotz, den Milzbrand, die Hundswuth. Man nennt diese Gruppe auch wohl allgemein miasmatisch-contagiöse, allein mit Unrecht, denn Blennorrhoen, Rotz, Hundswuth lassen sich nur gewaltsam auf Miasmen zurückführen. Unter einander bieten die einzelnen Glieder dieser Gruppe manche Verschiedenheiten dar, allein darin kommen sie überein, dafs die Krankheit sich „von selbst", spontan entwickeln kann. Was ihre Contagiosität betrifft, so wäre es ganz falsch, wenn man alle Erfahrungen über die Ansteckungsfähigkeit der Krankheiten der ersten Gruppe ohne Weiteres auf diese hier übertragen wollte. Ich erinnere z. B. an die Erfahrung von Magendie (*Journ. de Physiol. T. I. p. 42*), der von einem hydrophobischen angesteckten Menschen mit Erfolg einen Hund impfte, der 2 andere bifs, welche gleichfalls toll wurden; damit hörte die Wirksamkeit des Giftes aber auf. Diese Erfahrung schliefst sich unmittelbar an die Thatsache beim Typhus, dafs sich die Ansteckung nicht bis in's Unendliche fortsetzen läfst. Dadurch unterscheiden sich aber Hundswuth und Typhus (auch Rotz?) wesentlich von der Syphilis und den Pocken, bei denen die Uebertragungsfähigkeit ohne Ende ist. Dort erschöpft sich die erregende Substanz (der Erreger, das Contagium) quantitativ, hier ist jeder kleinste Theil noch zu gleicher Erregung fähig. Die bekannte Contagientheorie Liebig's pafst demnach auf die Hundswuth und die Typhen vollkommen, denn wenn es sich um die Uebertragung der in den Atomen des erregenden Körpers bestehenden, inneren Bewegung auf die Atome eines anderen, erregungsfähigen Körpers durch den Stofs der bewegten Atome handelt, so entspricht es dieser mechanischen Ansicht durchaus, dafs die Gröfse der inneren Bewegung adäquat dem Stofs ist, dafs die Gewalt des letzteren durch die Widerstandsfähigkeit, die Trägheit der Materie und die chemischen Anziehungen allmählich geschwächt wird und die Gröfse der erregten Bewegung also im umgekehrten Verhältnifs zu der Gröfse der Entfernung, zu der Ausdehnung der Bewegung steht. Auf die Syphilis und die Pocken pafst dagegen diese Theorie in einer solchen Einfachheit entschieden nicht. (Vgl. meine Abhandlung über die puerperalen Krankheiten in den Verhandl. d. Ges. f. Geburtshülfe. Bd. III. pag. 162.) Wenn demnach jemand spontan, miasmatisch am Typhus erkrankt, andere von ihm die Krankheit durch Ansteckung empfangen, von diesen wieder andere, so jedoch, dafs mit jedem Gliede die Intensität der Krankheit abnimmt, so kann man daraus nicht, wie Riecke thut, schliefsen, dafs der Typhus kein Contagium entwickele, sondern nur, dafs er in einer andern Weise contagiös sei, als Syphilis, Pocken etc.

Manche haben zu finden geglaubt, dafs die Contagiosität der Krankheit in geradem Verhältnifs zu der Ausdehnung der Hauteruption stehe, und dafs sich durch diese beiden Eigenschaften der Petechialtyphus von dem abdominalen unterscheide. So sagt Hecker (Geschichte der neueren Heilkunde, 1839. pag. 161.) von dem historisch-ontologischen Standpunkte aus: „die kritische Bedeutung des Fleckenausschlages und eine fast pestartige (!) Ansteckungskraft sind überhaupt die wesentlichen Merkmale des Petechialfiebers, und nur wo diese Eigenschaften sich vereint finden, ist man berechtigt, Faulfieber der neueren Zeit dieser Typhusform zuzuschreiben." Demnach wäre der oberschlesische Typhus kaum als petechialer im historischen Sinne zu rechtfertigen, denn wir haben gesehen, dafs die Hauteruption gerade mit der Steigerung der Krankheitserscheinungen zusammenfällt und schon vor der Zeit der Krisen verschwunden zu sein pflegt, sowie dafs die Contagiosität nicht sicher constatirt ist. Nichtsdestoweniger wird kaum jemand zweifeln können, dafs diese Epidemie dem Begriff, den man in den letzten Jahrzehnten mit Petechialtyphus verbunden hat, dem *morbus peticularum* der Alten vollkommen entspricht. In Beziehung auf den Zusammenhang zwischen Exanthem und Contagiosität will ich noch hinzufügen, dafs, als ich auf der Versammlung der Aerzte in Rybnik diese Frage aufwarf, Hr. Kreisphysikus Kunze die mit Exanthem auftretenden Fälle für gefährlicher und ansteckender erklärte, während Hr. Dr. Raschkow angab, ebenso schwere und ansteckende Fälle ohne Exanthem gesehen zu haben.

Soviel über die Frage von der Contagiosität. Ich habe einzelne Angaben, z. B. über die Verschleppung der Krankheit durch Bettler, über die Durchseuchung einzelner Häuser und Familien liegen lassen, weil sie zu unbestimmt waren, um etwas zu beweisen und zum Theil gerade die entgegengesetzte

Deutung zuliefsen, als man ihnen geben wollte. Es bliebe dann nur noch das Verhältnifs der Epidemie zu der Hungersnoth übrig.

Denkt man sich unter Hungersnoth einen Zustand der Gesellschaft, in welchem eine einfache Verminderung der Nahrungsmittel bis zu einem beliebig extremen Grade vorhanden ist, so kann man daraus die Entstehung von Typhus in keiner Weise herleiten. Einfache Verminderung der Lebensmittel kann nur Abmagerung, Entkräftung oder endlich einen typhösen Zustand hervorbringen. In solcher Weise kann aber der Hunger nur bei einzelnen Personen oder in kleineren Kreisen auftreten; eine wirkliche Hungersnoth bringt aufser der Verminderung der gangbaren Nahrungsmittel stets den Gebrauch von mehr oder weniger ungeniefsbaren oder schädlichen Surrogaten; in dem Maafse, als die guten Speisen seltener werden, sucht man sie durch schlechte zu ersetzen. Können nun solche schlechte Speisen Typhus machen? Diefs scheint in der That der Fall zu sein. Die Literatur bewahrt eine Reihe von Beispielen auf, wo durch den Genufs faulen Fleisches, durch das Trinken von Wasser, welches mit verwesenden thierischen Substanzen gemischt war (z. B. indem Brunnen und Latrinen in zu grofser Nähe von einander angelegt waren und ihr Inhalt sich mischte), kleinere Typhus-Epidemien erzeugt wurden. Allein alle diese Beispiele sprechen nur für die Möglichkeit, dafs thierische Stoffe, die in chemischer Umsetzung begriffen sind, den typhösen Prozefs hervorzubringen vermögen. Da, wo hauptsächlich vegetabilische Substanzen als Surrogate dienen, sehen wir vielmehr, wenn nicht Ruhr, so Skorbut sich entwickeln, wie es namentlich in den letzten Jahren in Irland und Schottland beobachtet worden ist. Wir haben aber früher auseinander gesetzt, dafs die nothleidende oberschlesische Bevölkerung ihre Surrogate wesentlich aus dem Pflanzenreiche nahm, und wir hätten daher eher erwarten können, dafs Skorbut, als dafs Typhus unter ihnen herrschend wurde. Diefs sind die Gründe, welche mir dagegen zu sprechen scheinen, dafs der Typhus unmittelbar aus der Hungersnoth abgeleitet werde.

Man könnte nun aber meinen, dafs eine Hungersnoth, in der hauptsächlich vegetabilische Surrogate gebraucht werden, unter gewissen Witterungsverhältnissen Typhus zu erzeugen vermöge. Diese Möglichkeit läfst sich um so weniger abweisen, als überhaupt Typhus-Epidemien in einem entschiedenen Zusammenhang mit der Witterung stehen und an gewissen Orten fast regelmäfsig in bestimmten Jahreszeiten wiederkehren, und als gerade zu derselben Zeit, wo der Typhus in Oberschlesien epidemisch wurde, derselbe auch anderswo eine epidemische Entwicklung erreichte. Ich habe schon oben erwähnt, dafs diefs in allen angrenzenden österreichischen Provinzen der Fall war. Wie sehr dieser Typhus dem oberschlesischen glich, beweisen die Angaben über die in Prag beobachtete Epidemie. Im allgemeinen Krankenhause daselbst nahm im August 1847 die bis dahin herrschende Dysenterie ab, dagegen wurde Typhus im September, October (wo 113 neue Aufnahmen erfolgten und die Mortalität 1:14,6 war) und November, wo die Ruhr fast ganz verschwunden war, vorherrschend. In allen Fällen fand sich reichliches Exanthem, gewöhnlich mäfsige Delirien, Stuhlverstopfung und überhaupt geringfügige Unterleibsaffektion bei raschem und gelindem Verlauf; manchmal war die Reconvalescenz in die Länge gezogen. Die tödtlich verlaufenen Fälle waren meist innerhalb weniger Tage beendet; an den Leichen keine Veränderungen am Darmkanal, die Krankheit nur aus der Blutbeschaffenheit (?), dem akuten Milztumor und in einzelnen Fällen lobulärer Pneumonie erkennbar; in manchen im August gekommenen Fällen hinzugetretene Dysenterie die Todesursache. (Prager Vierteljahrsschrift 1848. Jahrg. V. Bd. II. Analekten pag. 119.) Die Zahl der Todesfälle betrug in Prag vom 16. Decbr. 1846 bis dahin 1847 5192, was bei einer Bevölkerung von 120000 Seelen das Verhältnifs 1:23 giebt. (*Gaz. des hôp. 1848. Févr. Nr. 15.*) — Hr. Dr. Götz, dirigirender Arzt des Stadtkrankenhauses zu Danzig, schreibt mir unter dem 14. April d. J.: „Auch uns hier beschäftigt, seit im Februar die katarrhalischen Krankheitsformen (Grippe, Masern) zurücktraten, bei einer an Armuth und Noth den Schlesiern ziemlich gleich gestellten Bevölkerung ein gastrisches Fieber, in mäfsiger epidemischer Verbreitung, das in seinem Verlaufe (fast immer mit Roseola, selten mit Petechien) mehr und mehr die reine typhöse Form annehmend, das Eigenthümliche hat, dafs sich neben der krankhaften Blutkrase fast nur örtliche Affektionen der Respirationsorgane (Katarrhe und pneumonische Infiltrationen des Lungengewebes) vorfinden. Nur in diesen Fällen sind unsere Fieber tödtlich, die Darmschleimhaut immer gesund." — Gleichzeitig wird Flandern vom Typhus decimirt und das Elend wird als die Hauptursache dieser „fürchterlichen" Krankheit angesehen, (*Gaz. méd. 1848, Févr. No. 6.*), ja selbst in Brüssel herrschte die Krankheit seit Anfang dieses Jahres in einem Maafse, dafs die Sterblichkeit fast so bedeutend war wie in der Cholera von 1832. (*ibid. Janv. No. 4.*) Fast 60 Aerzte sind in Flandern schon als Opfer ihres Eifers und ihrer Aufopferung gefallen. (*Gaz. des hôp. 1848. Févr. No. 15.*) — Aehnlich steht es in Irland.*) In der Provinz Ulster allein erkrankten 27 Hospitalärzte, von denen 14 starben (*the Lancet 1848. Febr. I. 8.*). Die Herren Rodier und Guéneau de Mussy, welche von der französischen Regierung zum Studium der Epidemie abgesendet wurden, erkrankten beide und der letztere starb. Bei den Leichen fanden sich keine wesentliche Veränderungen am Darm, die Milz war nur selten vergröfsert oder erweicht; am häufigsten war venöse Hyperämie der pia mater, zuweilen mit Oedem derselben. Die Krankheit verlief meist in 9—11 Tagen, hatte häufige Rückfälle, und zeichnete sich insbesondere durch rothe oder schwärzliche petechiale Flecke, die an Brust und Bauch am

*) Im Jahr 1847 war nach einer Zusammenstellung von Cusack und Stokes in dem *Dublin Medical Quarterly* bei einer Gesammtzahl der irischen Aerzte von 2700 die Zahl der gestorbenen 178 = 6,74 p. Ct., und unter diesen befanden sich 64,51 p. Ct. am Typhus gestorbener. Nach einem 10jährigen Durchschnitt war die Mortalität am Typhus in Irland überhaupt = 1 : 10,59, unter den Aerzten aber = 1 : 1,55. (*The Lancet* 1848. *Febr. I.* 7.)

constantesten waren, grofse Prostration, heftiges Fieber und starke Hirnaffektion aus. (*Gaz. méd. de Paris 1847. Oct. No. 42.*) Auch in Schottland erhob sich die Epidemie in ungeheurer Ausdehnung. In Edinburgh wurden vom Juni bis October 1847 allein vom Stadtarmenbureau 887 Kranke in's Fieberspital aufgenommen, von denen 485 starben, so dafs eine Mortalität von 54,6 p. Ct. stattfand. (*Lond. med. Gaz. 1847. Oct.*) — Also überall dieselbe Noth, dieselbe vernachlässigte und meist bigott katholische Bevölkerung, derselbe Typhus. Weitere Nachrichten stehen mir in diesem Augenblicke nicht zu Gebote.

Der Einflufs der Witterungsverhältnisse auf die Gesundheit kann nun meiner Ansicht nach nicht mehr in der Weise aufgefafst werden, wie es die medicinische Meteorologie zu thun gewohnt war. Betrachtet man diese Angelegenheit nach dem jetzigen Stande der Wissenschaft, so findet man theoretisch drei Möglichkeiten, wie die Witterung auf den menschlichen Körper einwirken kann:

1. mittelbar, indem sie den Zustand der Erdoberfläche, den Wassergehalt des Bodens, die Vegetation, die chemischen Umsetzungen der in und auf der Erde befindlichen vegetabilischen und animalischen Substanzen etc. bedingt;

2. unmittelbar, indem die Temperatur der Luft, ihr Wassergehalt, ihr Druck, vielleicht auch ihre Elektricität die Vorgänge in der thierischen Oekonomie umändern;

3. gleichfalls unmittelbar, indem die Luftströmungen fremdartige, ihrer Mischung fremde Substanzen mit sich führen.

Diejenigen Schriftsteller, welche sich über den Zusammenhang der Erkrankungen mit Witterungsveränderungen ergangen haben, sind gewöhnlich nur bei der zweiten Klasse von Einwirkungen stehen geblieben; die erstere hat man nur beiläufig erwähnt; die dritte ist meines Wissens fast ganz unbeachtet geblieben, und ich will daher so lange bei derselben stehen bleiben, um meine Meinung verständlich zu machen.

Die Luftströme, welche über die Oberfläche des Meeres hinstreichen, nehmen nicht blofs Wassergas mit sich fort, sondern reifsen auch Salztheile hinweg, wie es sich im Kleinen an den Salinen wiederholt. (Vgl. Rhenius *Diss. inaug. de atmolutro muriatico apud salinas. Berol. 1841.*) Wo sie grofse Flächen losen Sandes berühren, da erheben sie Partikeln des Bodens und tragen sie über viele Breitegrade hin, wie die Untersuchungen von Ehrenberg über die Reste kieselschaliger Infusorien in dem niedergefallenen Staub beweisen. Sind endlich von vorn herein gasförmige Produkte da, so versteht es sich von selbst, dafs sie der Atmosphäre sich beimischen und ihren Bewegungen folgen. Die schönen Arbeiten von Dove über das Drehungsgesetz an der Windrose haben uns aber gelehrt, dafs die Bewegungen der Atmosphäre nicht blofs Wellen, Vibrationen einer sonst feststehenden Luftschicht sind, sondern dafs überall in mehr oder weniger regelmäfsiger Folge zweierlei Strömungen sich finden, eine tiefe, die vom Pol zum Aequator kalte und trockene Luft führt, und eine hohe, die von den Tropen gegen die Pole hin warme und feuchte Luft bringt. Die Winde von Nord nach Ost sind polare, die von Süd nach West äquatoriale, die zwischenliegenden mehr oder weniger durch den Zusammenstofs beider Strömungen abgelenkte. Die polaren Strömungen können uns demnach auch Produkte nördlicher Länder, die äquatorialen die Erzeugnisse tropischer Gegenden zuführen. Wichtiger sind jedenfalls die letzteren, denn der tropische Himmel ist der eigentliche Heerd chemischer Zersetzungen. Wenn man also z. B. die Cholera als eine ansteckungsfähige Krankheit nicht mehr ansehen will, so scheint mir zur Erklärung ihrer von Ost nach West fortschreitenden Verbreitung nichts weiter übrig zu bleiben, als sie von solchen äquatorialen, mit tropischen Produkten geschwängerten Luftströmungen abzuleiten. Daraus würde es sich dann auch leicht erklären lassen, wie die Kälte des letzten Winters das Vorschreiten der Cholera in Rufsland gehindert und sie endlich selbst zum Erlöschen gebracht hat, denn wir haben ähnliche Erscheinungen an anderen Punkten noch eklatanter. So erzählte mir Hr. Halleur, Missionär auf der Goldküste, dafs in Ashantee das Klimafieber unmittelbar mit dem Eintritt eines eigenthümlichen Windes, des Harmattan, aufhörte. — Aehnliches sehen wir in kleineren Grenzen an den Wechselfiebern, die auf hohem felsigem Terrain entstehen, wenn die Winde in der Richtung von sumpfigen Gegenden her wehen, und es scheint mir, dafs auch so grofse Epidemien von Wechselfiebern, wie die vom Jahre 1847, die sich von Holland bis tief nach Polen hin über die ganze norddeutsche Ebene erstreckte, auf analoge Bedingungen deuten.

Treten wir mit diesen Gesichtspunkten an unsere Typhus-Epidemie, so können wir keinerlei Art von Luftströmungen einen unmittelbaren Einflufs auf dieselbe zugestehen. Wie wir gezeigt haben, begann die Epidemie schon im Sommer 1847 und erreichte an verschiedenen Punkten sehr bald eine grofse Intensität während einer Jahreszeit, in der Westwinde vorherrschen. In Loslau dagegen brach sie bei Ostwind aus und erreichte ihre gröfste Höhe während der strengsten Kälte. In Sohrau hatte sie im Januar und der ersten Hälfte des Februar nachzulassen angefangen und man hoffte, dafs sie bei milder Witterung ganz aufhören würde. Aber gerade das Gegentheil erfolgte. Während die Luft bei äquatorialen Strömungen eine verhältnifsmäfsig hohe Temperatur erreichte, steigerte sich die Zahl der Erkrankungen von Neuem (pag. 227). — Auch die Gleichzeitigkeit des epidemischen Auftretens unter der czechischen und polnischen Bevölkerung in den oberen Stromgebieten der Elbe, Oder und Weichsel, unter den Cassuben an der unteren Weichsel, unter der ärmeren Bevölkerung von Flandern, Irland und Schottland beweist gar nichts, denn das zwischenliegende Land blieb frei davon. Zwar zeigte man mir bei meiner Rückkehr aus Oberschlesien in der Charité zu Berlin mehrere Kranke mit angeblichem Petechialtyphus, allein diefs waren zum Theil entschieden Abdominaltyphen mit Petechien (Extravasaten), zum Theil mit sehr reichlicher Roseola; von zwei unter jenem Namen gestorbenen Kranken zeigte der eine bei der Autopsie eine akute Miliartuberkulose, der andere eine ausgedehnte Pneumonie.

Wenn nun sowohl das Auftreten, als die Steigerung der

Epidemie an verschiedenen Punkten unter den verschiedenartigsten Witterungsverhältnissen beobachtet worden ist, so hängt die ganze Frage an dem leider nicht zur Entscheidung gelangten Punkt von der Contagiosität der Krankheit. Könnte man nämlich bestimmt behaupten, letztere sei nicht contagiös gewesen, so könnte man unmittelbar schliefsen, dafs sie auch nicht durch Witterungsverhältnisse irgend welcher Art bedingt gewesen sei; war sie dagegen contagiös, so konnte ihre erste Entstehung von atmosphärischen Veränderungen abhängen, ihre weitere Verbreitung und Steigerung dagegen unabhängig davon sein und nur durch die allgemeinen Bedingungen der Contagiosität bestimmt werden. Da ich mich nicht in der Lage befinde, dieses Dilemma zu entscheiden, so beschränke ich mich darauf, ein annäherndes Urtheil über den mittelbaren oder unmittelbaren Einflufs der Atmosphäre zu versuchen.

Bis jetzt haben wir keine Anknüpfungspunkte dafür, dafs Veränderungen in den atmosphärischen Zuständen (Gehalt der Luft an gasförmigen oder tropfbarflüssigem Wasser, Temperatur, Druck, elektrische Spannung) direkt Typhus zu erzeugen vermöchten, und wenn auch oft genug angegeben wird, dafs jemand sich diese Krankheit durch Erkältung oder Durchnässung zugezogen habe, so weifs man doch, was man von solchen anamnestischen Angaben zu halten hat. — Ganz anders verhält es sich mit der mittelbaren Einwirkung der atmosphärischen Veränderungen auf den Körper, und wir haben nur auf unsere frühere Mittheilungen (pag. 169, 177) zu verweisen, um für diese Betrachtung diejenige Bedeutung in Anspruch zu nehmen, die sie unserer Meinung nach verdient.

Gesteht man aber einen solchen Einflufs auf die Erzeugung des Typhus-Miasma's zu, so räumt man damit zugleich ein, dafs es auf den Hunger, dessen Beziehung zu der Epidemie uns hier besonders beschäftigte, weniger ankomme. Dafs sich die Frage nach der Verbindung zwischen Hungersnoth und Typhus überhaupt so sehr in den Vordergrund hat drängen können, hat allerdings einen bestimmten historischen Grund, und nach der Haltung, welche die medicinischen

Historiographen angenommen haben, müfste dieselbe ohne Weiteres bejaht werden, denn bei ihnen sind Hungerfieber, Hungertyphus, *typhus famelicus, famine fever* vollkommen gangbare Ausdrücke. Allein auch das ist eine der Traditionen, welche der Kritik unserer Tage nicht Stich gehalten haben. Henry Kennedy (*Gaz. méd. 1847. Oct. No. 42.*) hat durch eine Zusammenstellung aller Fieberepidemien, die seit länger als einem Jahrhundert in Irland geherrscht haben, den bestimmten Nachweis dieser Unhaltbarkeit geliefert. 1725—26—27 waren Hungerjahre, aber sie brachten kein epidemisches Fieber, dagegen wüthete diefs 1728—31, obwohl 1729 ein so reiches Jahr war, dafs ein Schriftsteller dieser Zeit den unmäfsigen Genufs thierischer Nahrungsmittel als Ursache der Krankheit bezeichnen konnte. In der grofsen Epidemie von 1740—41 war das Fieber schon sehr verbreitet, bevor die Noth recht ausgesprochen war. Die schwere Seuche von 1817—18 war schon 1815, wo die Lebensmittel im Ueberflufs vorhanden waren, sehr bemerkbar; ja 1815 nahm das Fieberspital in der Cork-Street zu Dublin mehr Kranke auf als 1817, trotzdem dafs letzterem Jahre eine schlechte Erndte voraufging. Die Erndte von 1817 war günstiger, die von 1818 ausgezeichnet, nichtsdestoweniger dauerte die Epidemie mit steigender Heftigkeit an. Die Epidemie von 1826 liefs mitten in einer Hungersnoth nach, die von 1836—37 zeigte sich vor dem Anfang derselben. Die Durchfälle und Ruhren, welche der letzten Epidemie (1847) voraufgingen und im Herbst 1846 aufgetreten waren, verminderten sich während des Winters bedeutend an Häufigkeit, als der Hunger den Gipfel erreicht hatte, um ohne erkennbare Ursache im Frühjahr 1847 zurückzukehren. — Die Kritik, welche die medicinischen Historiker selbst angewendet haben, ist nicht selten durch den Wunsch, ihre Angaben auf recht allgemeinen und breiten Grundlagen zu errichten, etwas zu nachsichtig. Man vergleiche nur Hecker über die Volkskrankheiten von 1770. Nach einer ausgedehnten Mifserndte dieses Jahres brachen in einem grofsen Theil von Europa epidemische Krankheiten aus, welche den Charakter des einfachen Typhus (Petechialtyphus, Fleckfiebers) trugen. Ich hebe unter denselben wegen des topographischen Interesses für unsere Epidemie eine in Böhmen und Mähren ausgebrochene Seuche hervor, welche Sagar (*Historia morbi epid. in circulo Iglaviensi et adjacentibus regni Bohemiae plagis observato annis 1771—72.*) beschrieben hat. Auch in Bengalen brach zu Ende dieses Jahres (1770) nach wiederholtem Miſsrathen der Reiserndte eine Hungersnoth aus, deren Gleichen die Geschichte nicht kennt und die im Verein mit einer verheerenden Pockenepidemie innerhalb weniger Monate 3 Millionen Menschen, d. h. $\frac{1}{3}$ der ganzen Bevölkerung vernichtete. Die Cholera herrschte zu dieser Zeit in Bengalen nirgends; die einzige Epidemie, von der wir Kenntniſs haben, sind eben die Pocken. Nun sagt aber Hecker (Geschichte der neueren Heilkunde pag. 120.): „daſs in dem Verlauf der Hungersnoth Volkskrankheiten gewüthet haben, ist gewiſs, und die Vermuthung eben so gegründet, daſs in Folge der Dürre und Fäulniſs nicht nur bösartige Marschfieber, sondern auch Typhus mit Leberleiden und zwischendurch die Ruhr in ihren bösartigsten Verbindungen vorherrschend gewesen sind." Wäre dem wirklich so, so würden wir darüber eben so gewiſs Nachrichten haben, als über die Pockenepidemie, und die Behauptung von Hecker, daſs seine Vermuthung gegründet sei, ist um so unkritischer, als sie offenbar nur aus dem Streben einer Verallgemeinerung hervorgegangen ist, welche bei dem Historiker allerdings erklärlich, aber nicht zu entschuldigen ist.

Obwohl es sich also historisch zeigen läſst, daſs Hungersnoth und Typhus nicht nothwendig in dem Verhältniſs von Ursache und Wirkung stehen, so möchte ich mich doch nicht der Ansicht von Kennedy anschlieſsen, daſs das gleichzeitige Vorkommen beider eine zufällige Coincidenz sei. Meiner Ansicht nach hat man nur den logischen Fehler gemacht, daſs man die Betrachtung über diese Causalitäts-Verhältnisse auf die erwähnten beiden Faktoren beschränkt hat, ohne daran zu denken, daſs beide als Coeffekte derselben Grundursache gedacht werden können. Hecker hat in seiner Auffassung der Epidemien allerdings diese Möglichkeit angedeutet, indem er den Zuständen der Atmosphäre und des Bodens eine grofse Aufmerksamkeit zugewendet hat; es hat das aber nicht viel genützt, weil seine Darstellung mehr künstlerisch als natürlich, mehr naturhistorisch als naturwissenschaftlich, mehr historisch als medicinisch war, und weil er offenbar eine Menge von Erscheinungen, die gar nichts mit einander zu thun haben, mit einer etwas unkritischen Gelehrsamkeit durch einander wirft, um zuletzt bei dem verschwimmenden Mysticismus „einer alles Leben durchdringenden Regung" anzulangen.

Hungersnoth wird gewöhnlich durch Mifserndten, diese aber durch zu grofse und anhaltende Dürre oder Nässe hervorgebracht, mag nun die Witterung eines ganzen Jahres diesen Charakter tragen oder innerhalb desselben noch ein Wechsel stattfinden. (Für die gemäfsigten Breiten würde diefs, etwas anders ausgedrückt, bedeuten, dafs die Entwicklung der Pflanzen in einem bestimmten Verhältnifs zu der Menge warmer und feuchter Luft steht, welche durch äquatoriale Ströme ihnen zugeführt und deren Wassergas durch den Zusammenstofs mit kalten polaren Strömen zum Niederschlag gebracht wird.) Wenn demnach eine Hungersnoth schliefslich auf die Art der Luftströmungen zurückgeführt werden kann, so würde auch die Entstehung einer Typhus-Epidemie, wenn sie wirklich Coeffekt derselben Ursache wäre, welche die Hungersnoth macht, auf ein ähnliches Verhältnifs zu reduciren sein, und wenn jenes Verhältnifs durch zu grofse Dürre oder zu grofse Nässe ausgedrückt wird, so mufs man also fragen, ob die erste oder die zweite oder beide Typhus zu erzeugen vermögen. Nach den Betrachtungen, welche ich in dem Kapitel von den endemischen Krankheiten angestellt habe, folgt, dafs zu grofse Nässe als mittelbare Quelle der Typhen gelten darf, und das Verhältnifs von Hungersnoth und epidemischem Typhus würde also das sein, dafs beide mittelbare Folgen des Vorwaltens bestimmter Luftströmungen sein können, dafs aber beide nur dann zusammenallen, gleichzeitig sind, wenn diese Luftströmungen ein relativ grofses Quantum von Feuchtigkeit mit sich bringen. Auf diese Weise würde es sich erklären, dafs 1770 in Bengalen kein Typhus ausbrach, da der Mifswachs, welcher die Hungersnoth bedingte, durch dauernde Hitze hervorgebracht wurde, während in Europa überall gleichzeitig mit der Hungersnoth typhöse Krankheiten ausbrachen, nachdem sich anhaltend Regen in gewaltigen Strömen ergossen hatte. Davidson (l. c. pag. 77) hat eine grofse Menge von Thatsachen zusammengestellt, aus denen hervorgeht, dafs in Grofsbritannien und Irland die Typhen dann eine gröfsere Verbreitung zu erlangen pflegen, wenn es mehr regnet. Er bringt freilich statistische Thatsachen aus Glasgow gegen die Behauptung bei, dafs der Typhus sich in grofsen Städten hauptsächlich an den Ufern der Flüsse entwickele, allein ich kann die Sache damit nicht für erledigt ansehen, da insbesondere aus Halle ebenso bestimmte Thatsachen dafür beigebracht sind. Sowohl Hartung (*Diss. inaug. de typho Halae autumno anni 1841 observati. Hal. 1842. pag. 9.*) als Bertog (l. c. p. 13) zeigen, dafs der Typhus hier in zwei Epidemien zuerst an den Ufern der Saale aufgetreten ist, und es wird dabei der wichtige Umstand erwähnt, dafs es die am niedrigsten gelegenen Häuser waren, in denen die Krankheit ausbrach. Wie sich die Witterungsverhältnisse in Oberschlesien 1847 gestaltet hatten, wie insbesondere einer intensiven Hitze grofse und anhaltende Niederschläge folgten, und sich darnach Mifswachs der Nahrungspflanzen (insbesondere die Kartoffelkrankheit) und Typhus entwickelten, ist schon oben angeführt worden. Ebenso erwähnt schon Fracastorius, dafs der Epidemie von 1528 ein warmer und so regnerischer Winter voraufging, dafs viele Flüsse aus ihren Ufern traten; Nebel wirkten so ungünstig auf die Pflanzen, dafs die Knospen, besonders an den Oelbäumen verdarben.*)

*) Diese Uebereinstimmung ist um so interessanter, als auch in einem andern Punkte diese Epidemie eine grofse Aehnlichkeit mit der oberschlesischen darbietet. Wie hier nämlich ein sehr langes Sta-

Die Frage nach dem ursächlichen Verhältnifs der Typhus-Epidemie zu der Hungersnoth würde damit erledigt sein, wenn nicht noch ein Einwand übrig bliebe. Englische Autoren, namentlich Alison und Cowan haben den Einflufs hervorgehoben, welchen die Handelskrisen auf die Verbreitung und Heftigkeit des Typhus ausüben. 1836 erkrankten in Glasgow 10092 Menschen am Typhus, 1837 nach dem Ausbruch der Handelskrise 21800; die gröfste Sterblichkeit dieses Jahres fiel auf den Mai, nachdem im April durch das Einstellen der Arbeit von Seiten der Baumwollenspinner 8000 Individuen brodlos geworden waren. (Davidson l. c. pag. 87.) Nach der Krisis von 1842 wurde $^1/_6$ aller Armen in ganz Schottland vom Fieber ergriffen, ohne dafs die mittleren und höheren Klassen der Gesellschaft davon erreicht wurden; in 2 Monaten waren mehr Fieberkranke, als in 12 Jahren vorher. In Glasgow erkrankten 1843 am Fieber 32000 Menschen = 12 p. Ct. der Bevölkerung und davon starben 32 p. Ct. (Engels die Lage der arbeitenden Klasse in England. 1848. pag. 126.) Diese Thatsachen sind so schlagend, dafs sich dagegen nichts einwenden läfst, allein es würde falsch sein, wenn man daraus den Schlufs ziehen wollte, dafs der Hunger direkt Typhus erzeuge. Die Steigerung der Mortalität kann man darauf beziehen, allein die Erzeugung des Typhus und seine Verbreitung würden wir erst dann von dem Hunger herleiten können, wenn gezeigt wäre, dafs die Nahrungsmittel und Surrogate, die Wohnungen, kurz die veränderte Lebensweise nicht die Hauptbedingungen ausmachten. Für die Epidemie von 1837 hat diefs Davidson schon angedeutet, und ich will noch hinzufügen, dafs möglicherweise die Coincidenz der gröfsten Erkrankung mit der Arbeitseinstellung zufällig sein kann. In

dinm der Vorläufer, zuweilen fast ohne irgend ein verdächtiges Symptom beobachtet wurde, so erzählt Fracastorius, dafs Andreas Naugerius als Abgesandter der Republik Venedig an den Hof von Franz I. nach Blois an der Loire ging und dort innerhalb weniger Tage von der Krankheit, welche in diesem Lande noch ganz unbekannt war, hinweggerafft wurde.

Dublin nämlich, welches meines Wissens keine eigentliche Fabrikstadt ist, gestalteten sich die Verhältnisse ganz ähnlich. In dem Fieberspital in der Cork-Street meldeten sich 1837 9508 Kranke zur Aufnahme, während die Zahl 1836 nur 7658 betrug; die gröfste Zahl der Anmeldungen (1105) fällt auf den Mai; die Mortalität erreichte ihre gröfste Höhe ($14^3/_4$ p. Ct.) in demselben Monat, der nach Ausweis der meteorologischen Tabellen vorherrschend Südwestwinde hatte. (G. A. Kennedy *med. rep. p. 3, 40, 87.*) —

Es würde sich nun weiterhin fragen, in welcher Weise das Typhus-Miasma, welches wir angenommen haben, durch die Feuchtigkeit der Atmosphäre oder des Bodens hervorgebracht wird. Vor einigen Jahren war eine ganz ähnliche Frage in Frankreich angeregt worden, die leider, soviel ich weifs, nicht zur Entscheidung gekommen ist. Assalon, Arzt in Dieuze, berichtete nämlich der Akademie (*Gaz. méd. 1845. No. 29. 32.*), dafs in seinem Wohnort in den Jahren 1829—43 abwechselnde Epidemien von Intermittens, Typhoidfieber und Carbunkeln in einem regelmäfsigen dreijährigen Turnus vorgekommen seien, und zwar abhängig von der periodischen Ausräumung (*exploitation*) eines sumpfigen Teiches, der von der Nieder-Indre gebildet wird; in dem Jahre, wo er trocken gewesen sei, hätten Carbunkel, in dem zweiten, wo sich das Wasser wieder sammelte, Wechselfieber, in dem dritten, wo er mit Wasser gefüllt war, Typhen geherrscht. Diese Angaben wurden von Gabriel (ibid. No. 36.) bestritten und es ist meines Wissens zu keiner Entscheidung gekommen. Die Widersprüche zwischen dem Gesetz von Boudin und der Erfahrung des Hrn. Haber über den Zusammenhang zwischen der Wassermenge und der Typhus-Bildung habe ich schon oben (pag. 173) angedeutet, und es mufs daher dieser wichtige Punkt vor der Hand liegen bleiben. Theoretisch ist es allerdings wahrscheinlicher, dafs nur ein gewisser mittlerer Feuchtigkeitsgrad, der bekanntlich die Verwesung am meisten befördert, der Bildung des Typhus-Miasma's günstig ist, da wir das letztere schliefslich doch auf chemische Zersetzungsprodukte zurückführen müssen.

Nun ist es aber nach allen Erfahrungen, die wir über die Entstehung von Typhus haben, nicht wahrscheinlich, dafs das Typhus-Miasma sich überall auf der Erdoberfläche oder auch nur überall auf der bebauten, cultivirten Fläche bildet, etwa wie sich das Wechselfieber-Miasma in sumpfigen Gegenden entwickelt. Am bestimmtesten und unzweideutigsten beobachtet man die Bildung des Typhus-Miasma's in geschlossenen Räumen, in überfüllten Kriegsspitälern, Gefängnissen, Arbeitshäusern, Schiffen, und da wir schon oben (pag. 163) nachgewiesen haben, wie sehr die Wohnungen des gröfsten Theils der oberschlesischen Bevölkerung jenen Räumen gleicht, wie sich in ihnen alle Momente der Luftverderbnifs vereinigen, so bleibt uns nur zu erörtern, bis zu welchem Maafse die Witterung oder die Wohnungen als Hauptbedingungen des Erkrankens zu betrachten sind.

Wie grofs der Einflufs der Wohnungen auf den Gesundheitszustand der Einwohner ist, zeigen die statistischen Tabellen. Holland, der im officiellen Auftrage die Vorstadt von Manchester, Chorlton-on-Medlock untersuchte, fand, dafs die Sterblichkeit in den Strafsen zweiter Klasse 18 p. Ct. und dritter Klasse 68 p. Ct. gröfser war, als in denen erster Klasse; dafs die Sterblichkeit in den Häusern zweiter Klasse 31 p. Ct. und dritter Klasse 78 p. Ct. gröfser war, als in denen erster Klasse; dafs die Sterblichkeit in den schlechten Strafsen, die verbessert wurden, sich um 25 p. Ct. vermindert hatte. (Engels l. c. pag. 134.) Die beiden Hauptkrankheiten, durch welche diese Sterblichkeit hervorgebracht wird, sind aber Tuberkulose und Typhus. Was den letzteren anbetrifft, so zeigen insbesondere die englischen Berichte in ihrer Mehrzahl auf's bestimmteste die Beförderung desselben unter der schlecht wohnenden Bevölkerung. Von den im Fieberspital zu Glasgow aufgenommenen Kranken kommt fast die Hälfte aus den Vorstädten, $^4/_{10}$ aus der eigentlichen Stadt, fast $^1/_{11}$ aus der Umgegend; die eigentlichen Krankheitsheerde in der inneren Stadt sind diejenigen Localitäten, welche am dichtesten bevölkert sind und wo das gröfste Elend existirt. (Anderson l. c. p. 13.) Riecke (l. c. pag. 37) hat eine grofse Zahl von Beispielen der Art angeführt, wo in beschränkten Localitäten Typhus-Epidemien ausbrachen, die sich nur aus der Art der Wohnungen herleiten liefsen. Dagegen hat Davidson eine Menge von Thatsachen zusammengestellt, aus denen hervorgehen soll, dafs weder durch faulige Effluvien, noch durch die Exhalationen des menschlichen Körpers, noch durch Schmutz und unreine Luft in geschlossenen Räumen Typhus hervorgerufen werde, sondern dafs diefs nur Bedingungen seiner Verbreitung seien, und er scheint nicht abgeneigt zu sein, die erste Entstehung solcher localen Epidemien immer auf Einschleppung von Contagium zu reduciren. Allein alles, was sich aus jenen Thatsachen ergiebt, ist das, dafs faulige Effluvien, Exhalationen von Menschen etc. nicht unter allen Verhältnissen genügen, um Typhus hervorzubringen und dafs diejenigen geirrt haben, welche darauf allein die ganze Aetiologie des Typhus gebaut haben. Davidson führt u. a. die Autorität des berühmten und um die Menschheit hochverdienten Howard an, der sich gegen die Ableitung des Kerkertyphus von dem Mangel an frischer Luft und Reinlichkeit erklärt hat. Jedermann wird gern zugestehen, dafs das keine absoluten Bedingungen für die Bildung von Typhus-Miasma sind, da ja vielmehr fast jeder Patholog noch ein ungünstiges Verhältnifs zwischen der Gröfse des Raums und der Anzahl der darin sich dauernd aufhaltenden Menschen, eine Anhäufung vieler Menschen in einem relativ kleinen Raum hinzugefügt hat. Howard (Nachrichten von den vorzüglichsten Kranken- und Pesthäusern. Leipz. 1791. pag. 411.) sucht den eigentlichen Grund der Gefängnifsfieber in der plötzlichen Veränderung der Speiseordnung und der Wohnung. Wenn nun auch dafür die allgemeine Erfahrung angeführt werden kann, dafs in den Spitälern grofser Städte eine bedeutende Zahl der Typhuskranken solche Leute sind, welche erst vor kurzer Zeit ihren Aufenthalt gewechselt haben und in die grofse Stadt gezogen sind, so darf man doch andrerseits auch nicht läugnen, dafs der Wechsel allein nichts erklärt, sondern dafs nur die besondere Art des neuen Verhältnisses, die Beschaffenheit der neuen Speisen und der neuen Wohnung als wesentlich zu betrachten ist. Denn nicht jede plötzliche Veränderung der Speiseordnung und der Wohnung ist im Stande, Typhus zu erzeugen; nur, wenn die neue Speise schlecht, die neue Wohnung ungünstig ist, kann man sie als Ursache der Krankheit anschuldigen. Der Wechsel kann dabei eine gewisse Bedeutung haben, aber die schlechte Beschaffenheit des Eingewechselten ist jedenfalls die Hauptsache. Im Grunde liegt also in Howard's Angaben nichts Anderes ausgedrückt, als was ich schon in dem Abschnitt von den endemischen Krankheiten Oberschlesiens ausgeführt habe. Wollte man alle epidemisch auftretende Typhen mit Davidson auf Einschleppung, auf Contagion oder genauer auf eine durch unmittelbare Uebertragung geschehende Fortpflanzung einer schon gegebenen Krankheit beziehen, so kommt man consequent auch dahin, die spontane Erzeugung des sporadischen Typhus ganz abzuläugnen. Die Geschichte der Medicin bewahrt aber Beispiele für die letztere genug auf, und ich will nur an eines aus der englischen Literatur selbst erinnern, welches Davidson nicht wird bestreiten können. Die Typhus-Epidemie, welche auf den Schiffen der Niger-Expedition ausbrach und die von Mac William und Prichard beschrieben worden ist, hatte jedenfalls einen spontanen Ursprung. Diese Expedition, deren eigentlicher Zweck bekanntlich durch den Ausbruch jener furchtbaren Seuche total vereitelt wurde, hat eben die grofse Bedeutung, dafs sie ein präcises Experiment für die spontane Typhus-Entstehung geliefert hat. Sobald die Schiffe die Niger-Mündungen überschritten hatten, brach die Seuche aus, ergriff Mann für Mann und endigte nur mit der totalen Durchseuchung. Was will man Entscheidenderes? Eine grofse Zahl von Menschen werden gleichzeitig unter dieselben Bedingungen versetzt und alle erliegen derselben Krankheit, einem epidemischen Typhus, dessen Natur nach den Sektions-Resultaten nicht zweifelhaft sein kann. Ueberzeugt man sich so, dafs nicht blofs Typhus überhaupt, sondern sogar eine Epidemie davon spontan, ohne direkte Uebertragung durch Contagium von aufserhalb entstehen kann, so mufs man auch zugestehen, dafs es sehr willkürlich sein würde, wenn man bei jeder Epidemie, wo die absolute Isolirung der Erkrankten nicht ganz unzweifelhaft erwiesen werden kann, immer den Einwand der Möglichkeit einer Einschleppung machen will. Finden wir ferner, dafs faulige Effluvien und dgl. nicht unter allen Verhältnissen Typhus erzeugen, so müssen wir untersuchen, unter welchen sie es thun. Nachdem wir aber früher den Einflufs nasser Witterung weitläuftig dargethan haben, nachdem wir sodann den Einflufs schlechter, insbesondere zu enger Wohnungen hervorgehoben haben, so können wir jetzt den Schlufs wagen, dafs die Verbindung dieser beiden Momente, zumal wenn dazu noch eine schlechte Nahrung, unvollkommene Bekleidung und Mangel an Reinlichkeit kommen, Typhus-Miasma zu erzeugen vermöge.

Häufen sich in einem kleinen Raume verhältnifsmäfsig viele Menschen an, so wird die Luft durch ihren Athem, ihre Hautausdünstung etc. mehr und mehr verändert. Genaue Untersuchungen darüber fehlen noch; als ein schwacher Anfang mögen einige Beobachtungen von Robert Smith (*Philos. Magaz. 1847. Jan.* — Dingler's polytechnisches Journal 1847. Juli. p. 106.) dienen. Derselbe fand in der Flüssigkeit, welche sich während eines Concertes an den Fenstern des Saales niederschlug, 1 p. Ct. trockenen Rückstand; bei dem Abdampfen zeigte sich ein starker Geruch von menschlichem Schweifs und beim Erhitzen des Rückstandes ein Geruch wie von angebranntem Fleisch, so dafs also mit Wahrscheinlichkeit eine stickstoffhaltige Substanz darin angenommen werden kann. — Kommen nun zu diesen Substanzen, wie das in Oberschlesien meist der Fall war, noch die Exhalationen von Vieh, das seine Excremente in das Zimmer macht und dessen Futter den Boden bedeckt, mischen sich damit die Gase, welche von gährenden Nahrungsmitteln (Zur, Sauerkraut) aufsteigen, die Dämpfe der kochenden Speisen etc., so begreift man wohl, welcher Grad von Luftverderbnifs hier zu Stande kommen mufs. Trotzdem sind wir nicht berechtigt, diese schon als ausreichendes Erregungsmoment des Typhus hinzustellen. Sicherlich mufs noch ein zweites hinzukommen. Dieses aber suche ich in warmer und feuchter Luft, welche die schon begonnene chemische Umsetzung unterhält und befördert.

Solche warme und feuchte Luft kann durch einen äquatorialen Luftstrom in nördliche Breiten geführt werden und wir werden dann den Typhus ausbrechen sehen unter der Herrschaft von Süd- und Westwinden in einer relativ warmen Jahreszeit. Am ausgezeichnetsten mufs sich ein solches Verhältnifs im hohen Sommer gestalten können, wenn die Sonne ihren nördlichsten Stand hat, die Ufer des Mittelmeers in die Verlängerung des Passats aufgenommen werden (Dove in Poggendorf's Annalen 1846. No. 2. pag. 259) und bei uns der Kampf mit dem Nordstrom sich in einer Regenzeit mit wechselndem Charakter darstellt. So können die Typhen des Sommers und des Herbstanfangs erklärt werden, die ihre entschiedenste Analogie in den Typhen finden würden, welche unter dem tropischen Himmel selbst ausbrechen (z. B. bei der Niger-Expedition). — Anders mufs es sich mit den Wintertyphen verhalten. Hier ist es nicht die natürliche Wärme und Feuchtigkeit der Luft, noch die mitgetheilte des Bodens, sondern die künstliche der Wohnungen, wie sie durch übertriebene Heizung, Kochen im Zimmer, Zusammenleben vieler Menschen, Feuchtigkeit des Fufsbodens und der Wände etc. gegeben wird. Das wäre dann eine Auffassung, wie sie in ähnlicher Weise schon von früheren Schriftstellern für manche Pest-Epidemien, z. B. von Samoilowitz für die von Moskau aufgestellt und neuerlichst von Pruner wieder aufgenommen ist.

Es liegt daher in den Grenzen einer gemäfsigten Speculation, anzunehmen, dafs, wenn bei so ungünstigen Wohnungs-Verhältnissen eine warme und feuchte Luft dauernd unterhalten wird, die Gelegenheit zur Bildung von Typhus-Miasma gegeben ist. Damit soll keineswegs gesagt sein, dafs letzteres auf keine andere Weise entstehen kann. Im Gegentheil folgt aus der Anschauung, dafs alle angeführten Verhältnisse nur als besonders günstige Bedingungen für die Unterhaltung chemischer Zersetzungen besonderer Art gedacht werden können, ganz einfach, dafs dieselben Zersetzungen unter den verschiedenartigsten Verhältnissen eintreten können, nur dafs dann immer die Grundbedingungen, die sich aus einer weiteren Analyse dieser Verhältnisse dereinst ergeben werden, dieselben sein müssen. Auch will ich nicht behaupten, dafs mit den aufgezählten Momenten die Sache vollständig erschöpft sei und dafs nicht möglicherweise noch ein drittes oder viertes Moment hinzukommen müfste, um die Reihe der Bedingungen zu ergänzen. Das aber scheint mir sicher zu sein, dafs man aus der Beschaffenheit der Wohnungen allein die Entstehung der Typhen nicht herleiten kann. Man vergleiche nur die Erfahrungen über die Cholera und die Pest. Bei beiden werden bekanntlich gerade die ärmeren Volksklassen zuerst und am schwersten ergriffen, und die genauere Nachforschung zeigt, dafs unter ihnen gerade die am schlechtesten Wohnenden es sind, die besonders leiden. So erzählt Senior von einer Strafse in Manchester, welche dem Laufe eines Grabens folgte, damit man ohne die Kosten der Ausgrabung tiefere Keller bekam — zu Wohnungen für Menschen; in dieser Strafse entging kein einziges Haus der Cholera. (Engels l. c. pag. 85.) Von der Pestepidemie von 1841 berichtet Pruner (l. c. pag. 390), dafs sie sich im Nil-Delta von Ost nach West bewegte, einzelne und ganze Reihen von Dörfern übersprang und am stärksten an solchen Orten war, welche niedrig und am Nil gelegen waren; in Cairo waren es vorzugsweise die niedrigen, feuchten, engen Behausungen der Juden und Christen, welche ganz auffallend davon heimgesucht wurden, besonders wenn sie dem Südwinde zugänglich und vom Nordwinde abgeschlossen waren; in Oberägypten endlich beobachtete man die Pest nur an einzelnen, sehr ungünstig gelegenen Orten, unter armen schlechtgenährten Menschen. Wir sehen daher, dafs unter gewissen, allgemein vorhandenen Bedingungen, die wir nur als abhängig von Witterungszuständen auffassen können, die Beschaffenheit der Wohnungen in der That ein bestimmendes Moment für die Entstehung jener Krankheiten abgiebt, während die Wohnungen allein derartige Krankheiten nicht erzeugt haben würden. Die Geschichte der Typhus-Epidemien selbst liefert dafür die besten Belege. Ich hebe nur die neuere Torgauer Epidemie von 1843 hervor. Hier brach die Krankheit zuerst unter dem casernirten Militair aus, welches unverantwortlich schlechte Wohnungen hatte, und erst 50 Tage später breitete sie sich unter der übrigen Bevölkerung aus, so jedoch, dafs von den Soldaten 21 p. Ct., von den übrigen Einwohnern nur 4,3 p. Ct. erkrankten, und von den mit Feldwirthschaft und Arbeiten in freier Luft beschäftigten Leuten überhaupt niemand befallen wurde. (Köppe der Abdominaltyphus in Torgau im Jahre 1843. pag. 23.) Diese Eigenthümlichkeit hat Riecke (l. c. pag. 160) durchweg auf ein aus Latrinen entwickeltes Miasma zurückzuführen gesucht, aber er hat vergessen zu erklären, warum unter den Soldaten im Schlofs Hartenfels die Epidemie gerade zu jener Zeit ausbrach, da doch die angeschuldigte Latrine immer dagewesen war. Er würde diese Erklärung vielleicht mittelbar oder unmittelbar in den Witterungszuständen haben finden können. Uebersetzen wir die Angaben von Köppe (pag. 19) in die Sprache der neueren Meteorologie, so war die Gegend von Torgau während des April, in welchem die Epidemie unter den Soldaten ihr Haupt erhob, der Kampfplatz polarer und äquatorialer Luftströme, die unter starken elektrischen Entladungen und wässerigen Niederschlägen zusammentrafen und sich abwechselnd verdrängten, so dafs in der ersten Hälfte des Monats südwestliche, in der zweiten nordöstliche vorherrschend waren. — Möglich, dafs auch diese Kenntnifs der meteorologischen Verhältnisse noch nicht erschöpfend ist, dafs zu den Quellen jenes Typhus noch eine neue hinzugefügt werden mufs; das wird spätere Forschung entscheiden. Vorläufig halten wir nur fest, dafs wir zweierlei als wesentlich erkannt haben. —

Wenden wir nun diese Erfahrungen auf unsere Epidemie an, so würde sich, wenn durch spätere Erfahrungen die Contagiosität des oberschlesischen Typhus faktisch erwiesen werden könnte, der Gang der Erkrankungen so auffassen lassen: die ersten Erkrankungen erfolgten, als bei einer verhältnifsmäfsig hohen Temperatur unter dem Zusammstofs polarer und äquatorialer Luftströme wässerige Niederschläge in grofser Menge erfolgten, welche zu gleicher Zeit durch die Störung, die sie in die Entwicklung der Nahrungspflanzen brachten, Hungersnoth bedingten und durch die Begünstigung mannichfacher chemischer Zersetzungen die in engen und ungesunden Wohnungen zusammengedrängte Bevölkerung unter die Bedingungen des Erkrankens versetzten. Später im Winter wuchs die Epidemie zu einer ganz extremen Höhe an, als bei der grofsen Kälte die Einwohner sich noch mehr in ihre Wohnungen, die sie bis zum Ersticken heitzten, einschlossen und auf ihre Oefen zurückzogen. Von da aus mag dann die Krankheit durch Ansteckung und Verschleppung vielleicht sich auf die wohlhabenden Klassen ausgebreitet haben. Hunger und Typhus waren demnach nur mittelbare Coeffekte derselben Ursache (der Witterung); der Hunger mag die Prädisposition zur Krankheit gesteigert, die Widerstandsfähigkeit des Nervenapparats vermindert, die Mortalität vermehrt haben, allein der Hunger war nicht eigentlich die Bedingung der Krankheit, so wenig als diese einzig und allein von der Witterung abhing.

Da die Krankheit eine endemische ist, so mufs auch die Ursache eine endemische sein, und die Ursache ihres epidemischen Auftretens kann nicht eine neue, sondern nur eine Steigerung der alten sein. Als die endemische Ursache haben wir ein eigenthümliches Miasma angenommen, welches als ein Produkt chemischer Zersetzung auftrete und sich ausbilde, wenn unter bestimmten Witterungsverhältnissen die durch die Lebensweise der Bewohner in ihren Wohnungen herbeigeführten Schädlichkeiten eine Steigerung erführen. Wir haben demgemäfs auch die epidemische Ursache nur in einer solchen Steigerung der häuslichen Schädlichkeiten suchen zu müssen geglaubt und die entgegenstehenden Ansichten zu widerlegen gestrebt.

Wir haben ferner als wahrscheinlich anerkannt, dafs ein solches Miasma, eine in chemischer Umsetzung (Bewegung der Atome) begriffene Substanz, ein chemischer Erreger in den Körper gelange, das Blut vergifte und eine Reihe secundärer Veränderungen in den Lebensvorgängen, sowohl am Nervenapparat, als an der Ernährung bedinge. Wir haben uns aber dagegen verwahrt, dafs die Infektion des Bluts eine während der ganzen Dauer der Krankheit permanente sein müsse, und haben hervorgehoben, dafs nur an den Blutzellen (in der Vermehrung der farblosen Körperchen) sich eine Veränderung, die wir als Störung der Gewebsbildung definirten, hat nachweisen lassen.

Um unsere Meinung ganz concret hinzustellen, so wollen wir noch ein analoges Beispiel hervorheben. Es ist bekannt, dafs, wenn Tripperkranke Copaivbalsam gebrauchen, verschiedenartige Erscheinungen bei ihnen auftreten. Ricord (*Gaz. des hôp. 1846. Mai. No. 59. — 1847. Oct. No. 128.*) unterscheidet hauptsächlich dreierlei Wirkungen: eine revulsive, die sich durch Purgiren äufsert, eine allgemeine, von der Veränderung des Bluts abhängig, endlich eine direkt antiblennorrhoische, bewirkt durch den Uebergang gewisser Bestandtheile des Mittels in den Harn. Zerlegen wir diefs genauer, so finden wir, dafs der Balsam zuerst als Reizmittel auf die Oberfläche der Darmschleimhaut wirkt und hier vermehrte Absonderung und Bewegung hervorruft. Je nachdem nun die Bedingungen für eine emulsive Zertheilung des Balsams günstig sind, wird eine Resorption durch die Chylusgefäfse erfolgen, das Mittel wird in's Blut gelangen. Ob es hier andere Veränderungen, als die durch seine blofse Gegenwart bewirkten, hervorruft, wissen wir nicht, wir sehen aber, dafs seine Anwesenheit durch Veränderungen am Nervenapparat und in den Vorgängen der Ernährung und Sekretion deutlich wird. Unter den ersteren erwähnt Ricord insbesondere heftige Hirncongestionen, die sich bis zur Hemiplegie steigern können; unter den letzteren mufs aufser der Veränderung der Nierensecretion vorzugsweise das Hautexanthem erwähnt werden. Die eigentlich klassische und reguläre Form des Copaiva-Exanthems ist aber eine Roseola, die vorzugsweise im Niveau der Gelenke und zwar immer an der Extensorenseite, neben den Ohren und hinten am Halse erscheint, und insbesondere im Frühjahr und Herbst bei kalter und feuchter Witterung nach den ersten Dosen des Mittels erscheint. Nach Ricord erscheint das Exanthem besonders dann, wenn die direkt antiblennorrhoische Wirkung ausfällt; nach ihm geht das aromatische Prinzip dann durch die Haut und fehlt im Harn. Schlägt es dagegen den letzteren Weg ein, so treten zuweilen heftige Lendenschmerzen, von der Nierengegend ausgehend, ein, also Erscheinungen entzündlicher Reizung dieser Theile. Das Exanthem schwindet gewöhnlich mit dem 8ten Tage von der Suspension des Mittels an.

Wir sehen hier also eine einfache sogenannte Arzneikrankheit vor uns. Ein Balsam, der ein flüchtiges ätherisches Oel enthält, wird in den Körper eingebracht, und erzeugt Erscheinungen am Darm, am Gehirn, an der Haut, an den Nieren, theils unmittelbar, theils mittelbar; insbesondere sehen wir ein Exanthem auftreten, dessen Phänomenologie die gröfste Uebereinstimmung mit dem Typhus-Exanthem darbietet. Dafs ein Theil dieser Wirkungen von der Aufnahme mindestens jenes ätherischen Oels in das Blut, von einer Vergiftung des Bluts abhängt, läfst sich gewifs nicht abläugnen, allein es wäre jedenfalls falsch, wenn man daraus unmittelbar auf eine weitere Veränderung in der Beschaffenheit des Bluts und namentlich auf eine Veränderung schliefsen wollte, die etwa jene 8 Tage hindurch, wo das Exanthem steht, permanent wäre. Eine verhältnifsmäfsig kurze und vorübergehende Anwesenheit des ätherischen Oels im Blute genügt vollkommen zur Erklärung der Erscheinungen; freilich auch nicht eine ganz kurze, denn wir sehen, dafs je mehr und je früher das Mittel durch die Nieren entfernt wird, desto geringer die übrigen Erscheinungen sind. Diese Andeutungen werden genügen, um die Analogie mit dem Typhus, welche ich beabsichtigte, klar zu machen, namentlich zu zeigen, bis wie weit man durch die Annahme eines Typhus-Miasma's, als einer (flüchtigen) chemischen Substanz, die Erscheinungen des Typhus erklären und positiven Erfahrungen der pathologischen Physiologie anreihen kann.

4. Die Mittel gegen die Krankheit.

A. Behandlung der einzelnen Fälle.

Die eigentlich medicinische Behandlung ist, soweit ich davon Kenntnifs erhalten habe, überall eine exspectative gewesen. Da der Krankheitsverlauf im Allgemeinen günstig war, so suchte man hauptsächlich die schlimmeren Zufälle (Steigerung der katarrhalischen Affektionen, der Eingenommenheit des Kopfes etc.) zu mildern; aufserdem gab man da, wo es sich thun liefs, die gewöhnlichen Mittel (Chlorwasser, Mineralsäuren etc.). Die abortive Methode ist meines Wissens nirgend versucht worden und ich selbst, der ich sehr gern die Anwendung kalter Einschlagungen mit nachfolgenden Bädern zu sehen gewünscht hätte, mufste davon abstehen, weil die äufseren Verhältnisse zu ungünstig waren, als dafs solche Versuche mit der nöthigen Vorsicht hätten angestellt werden können. Hr. Kreisphysikus Kuntze hatte einigemal kalte Einschlagungen, zwar nicht in abortiver Absicht, sondern in späteren Zeiträumen der Krankheit, wo die Hirnerscheinungen bei heftigem Calor mordax sich gesteigert hatten, mit grofsem Erfolge angewendet, allein auch er stand unter den vorliegenden Umständen von einer allgemeineren Anwendung ab. Die abortive Calomel-Behandlung fürchtete man allgemein, da jedes Abführmittel sehr leicht heftige und erschöpfende Durchfälle hervorrief.

Auf die Einzelnheiten der medicinischen Behandlung einzugehen, bin ich nicht geneigt, da ich im Ganzen nur gewöhnliche und gangbare Sachen wiederholen könnte; nur ein Paar Bemerkungen will ich hervorheben. Wenn in dem Stadium der Abnahme der Krankheit der Bronchialkatarrh heftiger wurde und Erscheinungen der beginnenden Pneumonie aufzutreten begannen, so wendete Hr. Dr. Sobeczko mit sehr schnellem und sichtbarem Erfolge den Goldschwefel in gröfseren Dosen an. Kampher gab Hr. Kreisph. Kuntze mit Glück schon gegen das Ende des zweiten Stadiums, wo bei sehr geschwächten, schlecht ernährten Personen der Puls frühzeitig elend wurde, und zeitweise seine Frequenz bedeutend sank. Die fortgesetzte Darreichung der Mineralsäuren schien bei einigen Kranken die Petechienbildung zu unterstützen oder wenigstens ihre Rückbildung zu verzögern. Insbesondere war mir diefs bei Hrn. v. Frantzius auffallend. Derselbe hatte Salzsäure in mäfsigen Dosen etwa 10 Tage lang genommen, die Krankheit nahm täglich ab, aber die Petechien wurden gröfser und zahlreicher. Da ich gar keinen anderen Grund aufzufinden wufste als die Säure, so liefs ich dieselbe augenblicklich aus der Arznei weg und schon am nächsten Tage begannen die Petechien an den Rändern einzublassen. Allerdings ist der bestimmte Beweis, dafs diese Auffassung die richtige ist, sehr schwer zu führen, allein wenn man damit die hier und da erwähnten Erfahrungen zusammenhält, dafs nach zu lange fortgesetztem Gebrauch von Säuren Skorbut oder wenigstens ein skorbutischer Zustand entstehe, so wird man doch veranlafst, in diesem Zusammentreffen mehr als blofsen Zufall zu sehen.

Was die allgemeine, hygienische Behandlung der einzelnen Kranken anbetrifft, so kann man geradezu sagen, dafs Alles, was die Umgebungen derselben verbesserte, insbesondere frische Luft, kühlere Temperatur, reinlicheres Lager, wesentlich zu ihrer Besserung beitrug. Als man hie und da anfing, die Kranken in Lazarethe unterzubringen, entstand bei Vielen die Befürchtung, diese möchten neue Infektionsheerde werden, von denen aus die Krankheit sich mit erneuter Gewalt, das Contagium in concentrirterer Gestalt verbreiten würde. Allein nicht blofs, dafs solche Infectionsheerde nicht entstanden, es liefs sich sogar deutlich wahrnehmen, dafs der einfache Aufenthalt der Kranken unter günstigeren hygienischen Verhältnissen ihren Zustand besserte.

Sehr wesentlich war besonders in der Reconvalescenz, wie ich schon angeführt habe, eine gewisse Mäfsigkeit im Essen. Freilich befanden sich die meisten nicht in der Lage, bedeutende quantitative Ausschweifungen in dieser Richtung machen zu können, allein um so mehr trug die Beschaffenheit der Speisen dazu bei, Rückfälle, und zwar nicht selten gefährliche, herbeizuführen.

B. Behandlung der Epidemie.

Monat auf Monat verging nach dem Ausbruche der Epidemie, ohne dafs die höheren Staatsbehörden irgendwie Notiz von ihrem Bestehen genommen hätten. Der Herbst war vorüber, der Winter mit den Schrecken des Hungers und der Kälte rückte vor, — nichts geschah. Geringe Geldsummen zur direkten Vertheilung an die Nothleidenden wurden endlich bewilligt, allein die Ungeschicklichkeit der alten Papier-Bureaukratie zeigte sich selbst hier noch so grofs, dafs sie über die Vertheilung des Geldes, welches doch in den kleinsten Summen gegeben werden sollte, Detail-Quittungen verlangte, um sie der Oberrechenkammer vorlegen zu können! Endlich begann die Presse durch ganz Preufsen und Deutschland die unglaublichen, undenkbaren Dinge zu verbreiten, welche in Oberschlesien vorgingen. Das Gouvernement begnügte sich damit, jetzt endlich jene Mehlvertheilung eintreten zu lassen, deren ich früher in genügender Weise gedacht habe. Aerzte zu senden, erklärte der Hr. Medicinalrath Lorinser für unnütz, und was Geld anbetraf, so zog es der Hr. Oberpräsident v. Wedell vor, sich in das in Breslau zusammengetretene Comité aufnehmen zu lassen und mit diesem einen Nothruf an die Mildthätigkeit und Barmherzigkeit des Publikums ergehen zu lassen. Die Mutter Kirche, die mächtige schlesische Hierarchie benutzte diese Thatlosigkeit und Pflichtvergessenheit der Staatsbeamten; die barmherzigen Brüder erschienen auf dem Schauplatze des Jammers selbst, versehen mit den von wohlthätigen Händen theils direkt, theils durch Vermittelung des Breslauer Comité's gespendeten Gaben. Allein ihre Thätigkeit, so aufopfernd sie war, konnte doch, wie ich früher schon gezeigt habe, nur eine sehr beschränkte, ihre Erfolge nur vorübergehende sein; immer handelte es sich noch um Behandlung Einzelner, aber nicht der ganzen Epidemie.

Die Scene änderte sich plötzlich, als die Delegirten des Breslauer Comités, Prinz Biron v. Curland und Prof. Kuh in den Kreisen erschienen, überall selbst sahen und bis in die kleinsten Verhältnisse hinein organisirten. Ueberall entstanden jetzt Local-Comités, man berief, ja besoldete provisorisch Aerzte, man richtete Waisenhäuser und Lazarethe ein, sorgte für Arzneien, vertheilte Reis, Erbsen etc., schaffte Decken herbei, kurz die Delegirten besorgten Alles, was den Staatsbehörden zu thun angestanden hatte. Alle diese Einrichtungen waren so zweckmäfsig und umsichtig getroffen, und mit so grofser persönlicher Aufopferung und Hingebung in's Werk gerichtet, dafs die Namen jener beiden Männer, von denen der eine sein Leben, der andere seine Gesundheit einbüfste, überall und jederzeit einen guten Klang haben müssen. Als ein Beispiel und Vorbild, zugleich als einen Gegensatz zu der Engherzigkeit der Behörden, theile ich die von ihnen ausgegangene Instruction für die Aerzte, betreffend die Verwaltung der zur Krankenpflege bestimmten Comitémittel mit:

Instruction für die Herren Aerzte,

betreffend die Verwaltung der zur Krankenpflege bestimmten Comitémittel.

Die richtige Verwendung der Mittel, welche die öffentliche Wohlthätigkeit zur Pflege der Kranken und Genesenden bestimmt, ist nur durch die Aerzte möglich, welche vermöge ihrer Sachkenntnifs, beim

Besuche der einzelnen Kranken allein zu bestimmen im Stande sind, was ein jeder der letzteren bedarf.

Darum vertraut das Comité den Herren Bezirksärzten auf dem Lande und den Herren Kommunalarmenärzten in den Städten diese Mittel an, welche sowohl in baarem Gelde, als in Naturalien bestehen.

Das Comité enthält sich spezieller Vorschriften über die Art der Verwendung, weil die Oertlichkeit und mannigfache andere Verhältnisse die zu treffenden Anstalten modifiziren, und vertraut ganz der Umsicht der Herren Aerzte. Es beschränkt sich darauf einige allgemeine Grundsätze aufzustellen.

Im Allgemeinen wünscht das Comité nicht die Hospitalpflege. Sie ist bei der grofsen Anzahl der Kranken und dem Mangel geeigneter Lokalitäten nicht mit Erfolg in gröfserem Maafsstabe durchzuführen und den Sitten unseres Landmanns nicht zusagend. Zudem ist bekanntlich das Mortalitätsverhältnifs in gröfseren Typhuslazarethen, wie man auch für Lüftung sorgen mag, erfahrungsgemäfs immer noch ungünstiger, als in schlecht beschaffenen Privatwohnungen. Das Comité erkennt gleichwohl die Nothwendigkeit an, solche Anstalten in Städten und gröfseren Dörfern für diejenigen Kranken zu errichten, denen jede häusliche Pflege mangelt und autorisirt die Herren Aerzte zur Errichtung derselben, beziehungsweise zur Erweiterung der etwa vorhandenen, wo sich ein besonders dringendes Bedürfnifs herausstellt.

Als Regel gilt dagegen, dafs die Kranken in ihren Wohnungen zunächst durch ihre Angehörigen verpflegt und daselbst mit den erforderlichen Lagerungs-, Nahrungs- und Arzneimitteln versorgt werden.

Für die Beschaffung der nöthigen Decken wird das Comité nach Möglichkeit Sorge tragen.

Die zweckmäfsige Bespeisung der Kranken und besonders der Reconvalescenten kann entweder durch Bereitung der Speisen in besonderen Anstalten (Suppenanstalten), oder wo dieses unausführbar, durch die Angehörigen selbst geschehen, indem ihnen Nahrungsstoffe und bisweilen auch kleine Gaben baaren Geldes gegeben und die nöthigen Unterweisungen ertheilt werden. — Die Herren Aerzte werden nach Umständen den einen oder den andern Weg einschlagen.

Die Mitglieder der Orts-Comités werden den Aerzten bei Ausführung dieser Maafsregeln auf Ersuchen ohne Zweifel überall gern zur Seite stehen.

Die Arzneien, bei deren Verordnung die Herren Aerzte gewifs die durch die Umstände gebotene Sparsamkeit und Einfachheit beobachten werden, sind, soviel es angeht, in gröfseren Parthieen aus der nächsten Apotheke zu beziehen. Die Apotheken des Kreises sind von uns dahin instruirt worden, dafs sie dieselben ohne weiteres auf Recepte verabfolgen, welche die Bezirks- und städtischen Kommunal-Armenärzte für Rechnung des Unterstützungs-Comité verschreiben.

Zur regelmäfsigen Distribution dessen, was den Kranken verordnet ist, in kleinen Quantitäten, und zu allen denjenigen Hilfsleistungen, welche die Angehörigen ihren Kranken nicht gewähren können oder nicht gehörig gewähren, als Lüften der Zimmer, Säuberung der Haut u. s. w., zur Unterweisung der Angehörigen in Bereitung der Krankenkost, Thee und dergl., bedürfen die Aerzte hilfreicher Arme. Es sind daher in jedem Dorfe ein oder nach Bedürfnifs mehrere Pfleger anzunehmen, welchen ein entsprechender Tagelohn zu gewähren und die Verpflichtung aufzulegen ist, regelmäfsige Umgänge bei den ihnen zugewiesenen Kranken zu machen und den Arzt bei seinen Besuchen zu begleiten. Die Erfahrung lehrt, dafs ungeachtet der allgemeinen Scheu der Einwohner vor der Krankheit, doch überall Männer zu finden sind, welche durch Menschenliebe und den Reiz des Erwerbes zur Uebernahme dieses Amtes zu bewegen sind, wenn der Zuspruch und das Beispiel des Arztes sie ermuthigt.

Die Herren Mitglieder der Orts-Comités werden am besten im Stande sein, zu Pflegern geeignete Personen in Vorschlag zu bringen, so wie auch eben dieselben durch sorgfältige Ueberwachung dieser Pfleger, überhaupt durch Unterstützung der Herren Aerzte in ihrem schwierigen Geschäfte, sich ein besonderes Verdienst um die Kranken erwerben werden. Namentlich werden die Herren Mitglieder der Orts-Comités gewifs gern die Vorräthe an Utensilien, Nahrungs- und Arzneimitteln, welche die Herren Aerzte am Orte zurücklassen, in Bewahrung nehmen, und nach der Anweisung des Arztes in bestimmten Zeiten davon den Pflegern das Erforderliche verabfolgen lassen. — Wo aber die Herren Aerzte diese Funktionen anderen Personen zu übertragen sich veranlafst finden sollten, wollen die ersteren Sorge tragen, dafs die Orts-Comités wenigstens in Kenntnifs erhalten werden, bei welchen Individuen und von wenn ab Krankenverpflegung für Rechnung des Comité eintritt, sowie auch, wenn die Krankenverpflegung wieder aufhört, damit bei Verabreichung der vom

Staate gewährten Nahrungsmittel darauf Rücksicht genommen werden könne.

Ueberhaupt werden die Herren Aerzte und die Herren Mitglieder der Orts-Comités auf die Nothwendigkeit einträchtigen Zusammenwirkens aufmerksam gemacht, ohne welches unser Werk nicht gelingen kann.

Da, wo barmherzige Brüder stationirt sind, bleibt es den Herren Aerzten überlassen, sich mit denselben in Vernehmen zu setzen.

Die Mitglieder des Kreis-Comité und des Central-Comité werden sich angelegen sein lassen, durch öftere Bereisung von den Bedürfnissen der einzelnen Bezirke Kenntnifs zu nehmen, um so auf dem kürzesten Wege den Herren Aerzten zu beschaffen, was ihren Bezirken fehlt; die Herren Aerzte dagegen werden die etwanigen mündlichen Weisungen der Comitébevollmächtigten in Beziehung auf die Verwaltung der Comitémittel zu beachten ersucht.

Es bedarf erst nicht der Bitte an die Herren Aerzte, mit den Mitteln, welche die öffentliche Wohlthätigkeit gespendet hat, sparsam umzugehen und nur die dringendste Nothdurft zu beschaffen.

Da das Comité dem Publikum Rechenschaft über die Verwendung der ihm anvertrauten Mittel schuldig ist, so mufs es auch von den Herren Aerzten beim Schlusse ihrer für das Comité übernommenen Funktionen Rechnung erbitten, wobei es sich übrigens von selbst versteht, dafs die Beibringung von Belägen nur bei solchen Ausgaben erfordert wird, bei welchen dieselben ohne Inconvenienz möglich ist; am allerwenigsten fordert das Comité Beläge über etwa an Kranke ausgetheiltes baares Geld.

Das Comité vermag jederzeit sich bei den Königlichen Kreis-Behörden Information über den Stand der Krankheit im Allgemeinen und in den einzelnen Ortschaften aus den Berichten der Herren Aerzte zu beschaffen, daher bedarf dasselbe hierüber keiner besonderen Mittheilung. Dagegen werden diejenigen Herren Aerzte, welche ein Hospital für Rechnung des Comité unterhalten, ersucht, wöchentlich, und zwar am Sonnabend, einen Bericht über den Zu- und Abgang und die sonstigen Ereignisse während der abgelaufenen Woche einzuschicken.

Rybnik, den 19. Februar 1848.

Das Kreis-Hülfs-Comité.

Baron v. Durant. Dr. Kuntze. Dr. Kuh. Polednik. Fritze. Wolff. Preufs. Tarnogrocki.

Der einzige Punkt in dieser Instruction, der sich durch die Erfahrung nicht bestätigt hat, ist der auf die Einrichtung von Hospitälern bezügliche. Wie ich schon erwähnt habe, so zeigte sich die Voraussetzung, dafs diese Hospitäler neue Infectionsheerde bilden und eine Steigerung der Mortalität bringen würden, nicht gerechtfertigt. Die Gröfse der Dörfer, die grofse Entfernung der einzelnen Wohnungen, die bedeutende Zahl der einem Arzte anvertrauten Kranken machten eine gewisse Concentration der letzteren in ihrem eigenen Interesse, sowie in dem des Arztes, der häufig den gröfsten Anstrengungen ausgesetzt war, sehr wünschenswerth; die schlechte Beschaffenheit der Wohnungen, die Unsauberkeit, Trägheit und Ungeschicklichkeit der Leute forderte dieselbe geradezu. Da sich nun Räumlichkeiten von mäfsig guter Qualität an den meisten Orten leicht fanden oder doch leicht einrichten liefsen, so hat man auch späterhin die Einrichtung von Lazarethen in viel ausgedehnterer Weise versucht, als es in der Instruction angedeutet ist.

Die in der letzteren gleichfalls schon berührte Einrichtung von Suppenanstalten, sowie von Brodbäckereien wurde insbesondere von Hrn. Barez den Behörden dringend an's Herz gelegt; die einfachste Betrachtung der von den Leuten angefertigten Speisen, des Źur und der Placzek's, zeigte die Nothwendigkeit solcher Anstalten. Soviel ich weifs, haben aber die Behörden diese so natürliche Forderung, sowie die Bitte, durch Verabreichung von Hülsenfrüchten, Graupen etc. eine gewisse Mannigfaltigkeit in der Ernährung und eine bessere Kost zu gewähren, abgelehnt.

In Sohrau stellte sich durch die unmittelbare Erfahrung sehr bald die Nothwendigkeit von Reconvalescentenhäusern neben den Lazarethen heraus. Die letzteren waren verhältnifsmäfsig klein, die Zahl der Hülfe und Aufnahme suchenden Kranken aber so bedeutend, dafs man die Reconvalescenten möglichst bald aus den Lazarethen entlassen mufste. Schwach, wie sie waren, ohne Mittel des Unterhalts, des Erwerbs und des Unterkommens hatte man also nur zu wählen, ob man sie neuem Elend preisgeben, oder trotz der Anmeldung schwererer und hülfsbedürftigerer Kranken im Lazareth behalten, oder endlich in Reconvalescenten-Anstalten unterbringen wollte. Das Letztere war offenbar das Zweckmäfsigere und die städtischen Behörden, an deren Spitze provisorisch ein sehr thatkräftiger und umsichtiger Mann, Hr. v. Woisky stand, schritten sogleich an's Werk.

Während Alles diefs geschah, war auch in die Behörden etwas Bewegung gekommen. Man hatte für die Kreise zwei Special-Commissarien mit beschränkten Vollmachten ernannt, Hrn. Justizrath v. Götz als Civil- und Hrn. Rittmeister Boddien als Militair-Commissarius. Letzterer befehligte eine Zahl von kleinen Militär-Commando's, welche bestimmt waren, die meist sehr unzuverlässigen Scholzen zu unterstützen oder zu ersetzen, und den Localbehörden und Aerzten in der Ausführung ihrer Verordnungen zur Hand zu gehen, was sehr zweckmäfsig war. Aufserdem kamen allerlei Beamte von Oppeln, Breslau, Berlin mit Aufträgen und Inspectionen der verschiedensten Art, ohne jedoch einen wesentlichen Erfolg zu haben. Da sie meist nicht selbst sahen, und insbesondere die Lazarethe wie Pesthäuser fürchteten, so halfen sie nur dazu, durch ihre Extrapostfahrten die Wege zu verderben. Auch die Wirksamkeit des Special-Commissarius war eine im Ganzen nicht sehr fruchtbare, trotzdem dafs er Vollmacht über die Staats-Kassen hatte; es lag das theils daran, dafs er zu viel vom grünen Tisch aus wirkte, theils daran, dafs er, wie es unter den preufsischen Beamten Sitte ist, zu sehr die Selbstständigkeit und Verantwortlichkeit seiner Stellung fürchtete, theils endlich daran, dafs man die Localbehörden nicht unmittelbar ihm zugewiesen hatte. So kam es denn, dafs sowohl der Special-Commissarius, als die Localbehörden, neben denen wiederum die Local-Comités mehr oder weniger selbstständig handelten, direkt mit der Breslauer Regierung in Verkehr blieben und Berichte und Antworten sich auf eine unfruchtbare und zeitraubende Weise kreuzten.

Hr. Barez wirkte endlich noch besonders für Einrichtungen, um die Wohnungen im Einzelnen einem Reinigungsverfahren zu unterwerfen, welches unter der Aufsicht der Militärpersonen ausgeführt werden sollte.

So unvollkommen diese Einrichtungen auch waren, so haben sie doch sehr wesentlich zur Milderung der Noth und der Epidemie beigetragen, und man kann bestimmt sagen, dafs, wenn sie auch nur in dieser Gestalt schon im Herbst des vorigen Jahres getroffen worden wären, die Zahl der Todesfälle um ein Bedeutendes geringer gewesen sein würde. Neuere Nachrichten, die ich durch die Güte des Hrn. Kreisphysikus Dr. Kuntze erhalten habe, setzen mich in den Stand, hier noch eine genauere Darstellung von dem Gange der Epidemie zu liefern:

Nachweisung über die Typhuskranken im Rybniker Kreise vom 4. März bis 28. Mai 1848.

Monat und Datum.	Bestand.	Im Laufe der Woche Neuhinzugekommene.	Summa.	Hiervon befinden sich in der Reconvalescenz,	sind im Laufe der Woche gestorben.	Bestand.	Datum.
4. März.	2469	580	3049	1160	96	1793	am 11. März.
11. März.	1793	564	2357	855	95	1407	am 18. März.
18. März.	1407	272	1679	537	89	1053	am 25. März.
25. März.	1053	324	1377	385	94	898	am 1. April.
1. April.	898	260	1158	371	67	720	am 8. April.
8. April.	720	249	969	299	41	629	am 15. April.
15. April.	629	170	799	133	42	624	am 22. April.
22. April.	624	166	790	131	14	645	am 30. April.
30. April.	645	213	858	216	30	612	am 7. Mai.
7. Mai.	612	138	750	268	26	456	am 14. Mai.
14. Mai.	456	88	544	170	15	359	am 21. Mai.
21. Mai.	359	100	459	149	10	300	am 28. Mai.
Summa	2469	3124	5593	4674	619	300	

Es erkrankten demnach im Laufe von 12 Wochen 3124 Personen, dazu der Bestand am 4. März von 2469 giebt die

Summe von 5593 Kranken. Von diesen genasen 4674, es starben 619. Die Mortalität betrug also 11 p. Ct., was mit den früher (pag. 228) erwähnten Angaben der Hrn. Drr. Türck und Wachsmann übereinstimmt. Die Zahl der seit dem Spätherbst 1847 Erkrankten glaubt Hr. Kuntze für die Zeit vom October bis Ende December auf mindestens 1000, die gleichfalls nicht gezählte Summe der im Januar und der ersten Hälfte des Februar Erkrankten auf etwa 2000 veranschlagen zu müssen, so dafs man als Total der überhaupt Erkrankten für den Rybniker Kreis etwa 8600 erhalten würde = 14,3 p. Ct. der Einwohnerschaft. Nach den Berichten der Ortsgeistlichen sind vom 1. Januar bis ultimo März 1315 Personen am Typhus gestorben, so dafs nach Abzug der in obiger Tabelle vom 4. bis ultimo März aufgeführten 374 Gestorbenen auf die beiden Monate Januar und Februar allein 933 Todesfälle kommen. Da man ferner annehmen kann, dafs in den Monaten October, November und December 1847 mindestens 200 Personen am Typhus gestorben sind, so erhält man die Totalsumme von etwa 1760 Todesfällen = 20,46 p. Ct. der Erkrankten (vgl. die Angabe des Dr. Chwistek pag. 228) = 2,9 p. Ct. der Bevölkerung.

Man ersieht aus diesen Zahlen mit Leichtigkeit, wie verschiedenartig sich im Laufe der Epidemie die Verhältnisse gestaltet haben und wie wenig die Erfahrungen einer bestimmten Periode für die ganze Zeit maafsgebend sein können. Es wird sich diefs noch deutlicher ergeben, indem wir die Zahlen der letzten 12 Wochen nach monatlichen Fristen berechnen:

Datum.	Bestand.	Zugang.	Summe.	Genesen.	Gestorb.	Bestand.	Datum.
4. März.	2469	1740	4209	2937	374	898	1. April.
1. April.	898	845	1743	934	164	645	30. April.
30. April.	645	539	1184	803	81	300	28. Mai.

Berechnet man für je 4 Wochen hieraus das Mortalitätsverhältnifs, so erhält man für die erste Zeit vom 4. März bis 1. April 8,8 p. Ct., für die zweite vom 1. bis 30. April 9,4 p. Ct., für die dritte vom 30. April bis 28. Mai 6,9 p. Ct., verhältnifsmäfsig kleine Zahlen, weil dieselben Kranken unter der Rubrik „Bestand" mindestens zum zweitenmal in Rechnung kommen. Trotzdem sieht man, dafs das Mortalitätsverhältnifs sehr schwankend war und nicht in einer gleichmäfsigen Beziehung zu dem Erkrankungsverhältnifs stand.

Zu der Zahl der pag. 255 — 56 angeführten erkrankten Aerzte kommen noch folgende:

1) Hr. Sugg in Rauden. 2) Hr. Dr. Reche von Kosel in Loslau. 3) Hr. Dr. Marggraf von Berlin. 4) Herr Dehmel Compagniechirurg. 5) Hr. Willim in Pilchowitz. 6) Hr. Sangkohl, Compagniechirurg †. 7) Hr. Dr. Ebstein von Berlin in Pschow. 8) Hr. Dr. Hoogeweg. 9) Hr. Dr. Leicht. 10) Hr. Dr. Iffland von Berlin.

Von weiteren Erkrankungen der Aerzte im Plessner Kreise und den umliegenden Bezirken habe ich keine bestimmte Nachricht, allein schon jetzt sehen wir 33 Aerzte in dieser Epidemie erkrankt, 5 von ihnen gestorben. Von 36 Aerzten, die im Rybniker Kreise die Behandlung Typhuskranker übernommen hatten, blieben nur 14 verschont. Die Erkrankungen der fremden Aerzte erfolgten in der Regel zwischen dem 13ten und 17ten Tage nach ihrer Ankunft in dem Kreise; nur in 3 Fällen erst nach 6 Wochen.

Endlich habe ich noch hinzuzufügen, dafs in dem Maafse, als die Typhuserkrankungen sich minderten, Wechselfieber und Ruhren, die der Epidemie voraufgegangen waren, sich wieder mehrten, so sehr, dafs Anfang Juni im Rybniker Kreise schon wieder 800 Wechselfieber- und 200 Ruhrkranke vorhanden waren. —

C. Die Sorge für die Zukunft.

Die bisherigen Mittheilungen werden dem Leser ein, wenn auch nicht ganz vollständiges, so doch ziemlich übersichtliches Bild der Zustände in Oberschlesien gewährt haben. Eine verheerende Epidemie und eine furchtbare Hungersnoth wütheten gleichzeitig unter einer armen, unwissenden und stumpfsinnigen Bevölkerung. In einem Jahre starben im Kreise Pless

10 p. Ct. der Bevölkerung, 6,48 davon an Hunger und Seuchen, 1,3 nach amtlichen Listen geradezu vor Hunger. In 8 Monaten erkrankten im Kreise Rybnik 14,3 p. Ct. der Einwohnerschaft an Typhus, von denen 20,46 p. Ct. starben, und es wurde amtlich festgestellt, dafs der dritte Theil der Bevölkerung 6 Monate lang ernährt werden müsse. Beide Kreise zählten schon im Anfange dieses Jahres gegen 3 p. Ct. der Bevölkerung an Waisen. 33 Aerzte, viele Priester und barmherzige Brüder, Hülfeleistende anderer Art erkrankten und nicht wenige von ihnen büfsten ihr Leben ein.

Nie hatte man während des 33jährigen Friedens in Deutschland etwas auch nur entfernt Aehnliches erlebt; niemand hätte dergleichen in einem Staate, der so grofses Gewicht auf die Vortrefflichkeit seiner Einrichtungen legte, wie Preufsen, für möglich gehalten. War es nun aber doch möglich, stehen jetzt unzweifelhaft die grofsen Reihen von Zahlen da, von denen jede einzelne Noth, grauenvolle Noth ausdrückt, kann man diese ungeheuern Summen von Elend nicht mehr verläugnen, so darf man auch nicht mehr zögern, alle Consequenzen aus so entsetzlichen Erfahrungen zu ziehen, welche sie zulassen. Ich selbst war mit meinen Consequenzen fertig, als ich von Oberschlesien nach Hause zurückeilte, um Angesichts der neuen französischen Republik bei dem Sturz unseres alten Staatsgebäudes zu helfen, und ich habe später kein Bedenken getragen, jene Consequenzen in der Versammlung der Wahlmänner des 6ten Berliner Wahlbezirks für die deutsche National-Versammlung darzulegen. Dieselben fassen sich in drei Worten zusammen: volle und unumschränkte Demokratie.

Preufsen war stolz auf seine Gesetze und seine Beamten. In der That, was stand nicht Alles gesetzlich fest! Nach dem Gesetz durfte der Proletarier die Mittel fordern, die ihn vor dem Hungertode sicherten; das Gesetz garantirte ihm Arbeit, damit er sich jene Mittel selbst erwerben könne; die Schulen, diese so gepriesenen preufsischen Schulen waren da, um ihm die Bildung zu gewähren, welche für seinen Stand nothwendig war; die Sanitätspolizei endlich hatte die schöne Bestimmung, über seine Wohnung, seine Lebensart zu wachen. Und welches Heer wohlgeschulter Beamten stand bereit, diesen Gesetzen Ausdruck zu verschaffen! Wie drängte sich dieses Heer überall in die privaten Verhältnisse ein, wie überwachte es die geheimsten Beziehungen der „Unterthanen", um ihr geistiges und materielles Wohlsein vor einer zu grofsen Steigerung zu bewahren, wie eifrig bevormundete es jede voreilige oder ungestüme Regung des beschränkten Unterthanen-Verstandes! Das Gesetz war da, die Beamten waren da, und das Volk — starb zu Tausenden Hungers und an Seuchen. Das Gesetz half nichts, denn es war nur beschriebenes Papier; die Beamten halfen nichts, denn das Resultat ihrer Thätigkeit war wiederum nur beschriebenes Papier. Der ganze Staat war allmählich ein papierner, ein grofses Kartenhaus geworden, und als das Volk daran rührte, fielen die Karten in buntem Gewirr durcheinander.

Wer anders aber, als das Volk selbst, konnte ihm zu seinem geschriebenen und mehr noch zu seinem nicht geschriebenen Recht verhelfen? Die Beamten, wenn sie wirklich den Willen dazu hatten, wurden durch ihre Entfremdung von den Bedürfnissen des Volks und durch die Starrheit ihres Geschäftsformalismus daran gehindert. Sie konnten nur da wirken, wo es überhaupt gar nicht nöthig war zu wirken, und sie durften im Sinne des alten Polizeistaats nur da eingreifen, wo das Interesse des Volkes einen Eingriff abzuwehren gebot. Ihre ganze Thätigkeit war also, soweit sie positiv war, gegen das Volk, sie war negativ, soweit sie für das Volk hätte sein sollen. Waren doch die Beamten nicht von dem Volk für das Volksinteresse, sondern von dem Polizeistaat für das Staatsinteresse eingesetzt.

Wenn demnach die Beamten entweder die Bedrücker des Volkes oder blofse Schreibmaschinen waren, so blieb dem Volk nichts übrig, als sich von ihnen abzuwenden. In dem alten Feudalstaat waren seine nächsten Schützer, seine Pfleger und Vormünder die grofsen Grundbesitzer, die Aristokratie der

Geburt gewesen, allein seitdem der Papierstaat und die junge Geldaristokratie dieses einst patriarchalische Verhältnifs zerstört hatten, war der grofse Grundbesitz von selbst in eine feindliche Stellung gegenüber der grofsen Klasse der Besitzlosen und der kleinen Besitzer getreten, und das Volk, noch nicht einmal ganz von den Feudallasten befreit, erkannte in der Aristokratie oft genug seine gebornen Gegner. Wohin sollte es sich nun wenden? Die sonst so natürliche Verbinbindung der besitz- und rechtlosen Arbeitskraft mit der (besitzlosen) Intelligenz konnte es nicht knüpfen, weil die Männer der Intelligenz in Oberschlesien fehlten oder doch mit dem Volk keine lebendige Beziehung unterhalten hatten. In das volle Vertrauen des Volks trat demnach die Hierarchie ein mit allen den nichtswürdigen Grundsätzen der Selbst- und Herrschsucht, welche die absolute Knechtung des Geistes in den Bann der Kirche, die geistige Hörigkeit mit der freiwilligen Entäufserung materieller Güter als Mittel zur Erreichung ihrer Zwecke anerkennen. Die Aussicht auf eine glänzende Versorgung in dem himmlischen Rechtsstaat wurde dem armen Volke dafür durch feierliche Zusagen garantirt.

Die Bureaukratie wollte also dem Volk nicht helfen oder sie konnte es nicht. Die Feudal-Aristokratie gebrauchte ihr Geld, um dem Luxus und der Narrheit des Hofes, der Armee und der grofsen Städte zu fröhnen. Die Geldaristokratie, welche aus den oberschlesischen Bergwerken so grofse Summen zog, kannte die Oberschlesier nicht als Menschen, sondern nur als Maschinen, oder wie der Kunstausdruck heifst, als „Hände". Die Hierarchie endlich girirte das Elend des Volkes wie eine Anweisung auf den Himmel.

Jedes Volk, dem noch innere Kraft und Freiheitsregung beigewohnt hätte, würde sich erhoben haben und den ganzen Kram von Hierarchie, Bureaukratie und Aristokratie aus seinen Tempeln gejagt haben, um darin nur den heiligen Willen des Volkes herrschen zu lassen. In Oberschlesien war es anders. Seit Jahrhunderten an die äufserste geistige und körperliche Entbehrung gewöhnt, arm und unwissend, wie kaum ein Volk der Welt, knechtisch und unterwürfig, wie sonst kaum ein Mensch, hatten die Oberschlesier alle Thatkraft, alle Selbstbestimmung verloren und dafür Trägheit, Indolenz, ja Indolenz bis zum Tode eingetauscht. In Irland stand das Volk auf mit gewaffneter und ungewaffneter Hand, als sein Elend das äufserste Maafs des Erträglichen überschritten hatte; das Proletariat erschien auf dem Kampfplatz, rebellisch gegen das Gesetz und den Besitz, massenhaft und drohend. In Oberschlesien verhungerte es schweigend: es hatte durch äufsere Gewalt die Indolenz erlangt, welche die nordamerikanische Rothhaut durch eine freilich mifsleitete, innere und freiwillige Kraftanstrengung sich erringt.

Wie der englische Arbeiter in seiner tiefsten Versunkenheit, in der äufsersten Entblöfsung des Geistes endlich nur noch zwei Quellen des Genusses kennt, den Rausch und den Beischlaf, so hatte auch die oberschlesische Bevölkerung bis vor wenigen Jahren alle Wünsche, alles Streben auf diese beiden Dinge concentrirt. Der Brantweingenufs und die Befriedigung des Geschlechtstriebes waren bei ihnen vollkommen souverän geworden, und so erklärt es sich leicht, dafs die Bevölkerung ebenso rapid an Zahl wuchs, als sie an physischer Kraft und an moralischem Gehalt verlor. Es wiederholte sich bei ihr, was von den in England eingewanderten irischen Fabrikarbeitern seit langer Zeit bekannt ist. Nun aber begab sich in Oberschlesien die unerhörte Erscheinung, dafs man dem Volk von den beiden Quellen des Genusses, die ihm noch übrig waren, die eine verstopfte, indem man ihm den Brantwein-Genufs kirchlich untersagte. Das Volk duldete und trug auch diesen Schlag schweigend. Die Folge war ebenso seltsam, als psychologisch wichtig. Während man vielleicht hätte glauben sollen, dafs jetzt die letzte Quelle materiellen Genusses, die geschlechtliche, um so raffinirter ausgebeutet werden würde, begab sich just das Gegentheil: die Zahl der Geburten nahm dauernd ab. Das Volk war in seiner Weise transcendent geworden, gleich den christlichen Asceten der ersten Jahrhunderte; aber es vernachlässigte die Materie nicht aus geistiger (sittlicher) Erhebung, sondern aus geistiger Versunkenheit. Die Bande, welche den Menschen, dieses Stück Materie, an die Erde fesseln, waren im Bewufstsein des Volkes gelockert; es war indolent geworden bis zum Tode, ja zum Tode durch Hunger.

Dieses Volk ahnte nicht, dafs die geistige und materielle Verarmung, in welche man es hatte versinken lassen, zum grofsen Theil die Ursachen des Hungers und der Krankheit waren, und dafs die ungünstigen Witterungsverhältnisse, welche das Mifsrathen seiner Erndten und die Erkrankung seiner Körper mitbedingt hatten, eine so schreckliche Noth nicht erzeugt haben würden, wenn es frei, gebildet und wohlhabend gewesen wäre. Denn daran läfst sich jetzt nicht mehr zweifeln, dafs eine solche epidemische Verbreitung des Typhus nur unter solchen Lebensverhältnissen, wie sie Armuth und Mangel an Cultur in Oberschlesien gesetzt hatten, möglich war. Man nehme diese Verhältnisse hinweg und ich bin überzeugt, dafs der epidemische Typhus nicht wiederkehren würde. Will man aus der Geschichte lernen, so hat sie Beispiele genug dafür. Sehe man nur Aegypten mit seiner Pest an. (Vgl. den Bericht von Prus an die *Acad. de Méd.* in der *Gaz. méd. 1846. Mars. Nr. 11.* — Hecker Gesch. der neueren Heilkunde pag. 103. — Pruner die Krankheiten des Orients pag. 87, 418.) Die Pest, welche jetzt in Aegypten ihren eigentlichen Heerd hat, war daselbst unbekannt von der Zeit der letzten Pharaonen an, während der 194 Jahre der persischen Occupation, der 301 Jahre Alexanders und der Ptolomäer und während einer langen Zeit des römischen Besitzes, so lange also, als gute Polizei und ein gewisser Grad von Bildung erhalten wurden. Jetzt liegen immer nur wenige freie Jahre zwischen den Pestjahren und doch hat sich an Aegypten nichts verändert, als die Menschen und der Ausdruck ihrer Thätigkeit. Regelmäfsig beginnt die Pest im Winter, wenn die Gewässer des Nils sich verlaufen und Westwinde die Luft nebelig erhalten; sie erlischt mit dem Juni in Unter-, früher schon in Ober-Aegypten, wenn polare Ströme über das Mittelmeer hereinwehen. Hecker's Darstellung dieser Verhältnisse ist vollkommen klassisch. „Der regelmäſsige Wechsel der Jahreszeiten", sagt er, „besteht, seitdem der Nil sich vom abyssinischen Gebirge in die Ebene herabstürzt, ohne Veränderung. In ihm aber kann die Ursache der Pest nicht allein liegen, weil diese erst im 6ten Jahrhundert seuchenartig aufgetreten ist, und frühere pestartige Volkskrankheiten, von denen die Geschichte Meldung thut, einer ganz anderen Pestform angehören, die schon im 4ten Jahrhundert verschwunden ist. So müssen denn, um die Pest hervorzubringen, andere Einflüsse zur Natur des Landes hinzugekommen sein, und diese sind in der Lebensweise wie in den politischen Verhältnissen der Aegypter zu finden, wie sie sich im 13ten Jahrhundert gestaltet haben. Das heutige Aegypten ist nicht mehr das schöne Land der Pharaonen und Ptolomäer, das seiner Zuträglichkeit und der Gesundheit seiner Bewohner wegen berühmt war. Von habsüchtigen und grausamen Barbaren wird es beherrscht. Sklaverei und thierische Trägheit, welche den Elementen unterliegen, sind an die Stelle einsichtigen Kunstfleiſses und ausdauernder Betriebsamkeit getreten, welche einst die Natur zu beherrschen wuſsten. Mitten in lachenden Fluren und zwischen den Wunderwerken des Alterthums werden ärmliche Städte und Dörfer von einem herabgewürdigten Geschlecht bewohnt, dem seine Zwingherrn kaum die Befriedigung seiner ersten Bedürfnisse vergönnen. Hunger und Blöſse sind das Erbtheil der ägyptischen Fellahs, thierische Trägheit ihre Erholung von übermäſsigem Frohndienst. Ihre engen Hütten, welche sie mit ihren Hausthieren, den Gefährten ihres Elends theilen, sind von erstickendem Dunste durchzogen, und in der Nähe verbreiten faulende Körper eine entsetzliche Mephitis." Ich füge noch einige Angaben von Pruner hinzu, um die Analogie der ägyptischen Fellahs mit dem oberschlesischen Landvolk noch zu steigern. „Die Grundbestandtheile ihrer Nahrung sind Brod aus Waizen ohne Sauerteig in der Form weicher Kuchen oder aus Dura (*Holcus Sorghum*), auſserdem Bohnen in Wasser erweicht und mit sehr wenig Fett oder

Oel gekocht. Zwiebel, Rettig, Knoblauch etc. bilden die Würze; etwas süfser oder gesalzener Käse, saure oder süfse Milch sind Beigaben aus dem Thierreich. Das gewöhnliche Getränk im Nilthal ist das Wasser des Stromes, trübe wie es fliefst. — Im Winter schlafen sie auf Oefen, welche zum Bereiten des Brodtes etc. mit Kameelmist geheizt werden. — Im Schmutz wetteifern die Einwohner mit einander."

Die logische Antwort auf die Frage, wie man in Zukunft ähnliche Zustände, wie sie in Oberschlesien vor unsern Augen gestanden haben, vorbeugen könne, ist also sehr leicht und einfach: Bildung mit ihren Töchtern Freiheit und Wohlstand.*) Weniger leicht und einfach ist aber die faktische Antwort, die Lösung dieses grofsen socialen Problems. Denn verhehlen wir es uns nicht, wir stehen jetzt unmittelbar an einem Theil der grofsen Aufgabe, welche unser Jahrhundert in die Geschichte der Menschheit eingeführt hat und welche die Entwicklung der Zukunft in sich trägt. Wir haben so logisch consequent den Standpunkt erreicht, den wir in der Abhandlung „über die naturwissenschaftliche Methode" vielfach angedeutet haben; die Medicin hat uns unmerklich in das sociale Gebiet geführt und uns in die Lage gebracht, jetzt selbst an die grofsen Fragen unserer Zeit zu stofsen. Bedenke man wohl, es handelt sich für uns nicht mehr um die Behandlung dieses oder jenes Typhuskranken durch Arzneimittel und Regulirung der Nahrung, Wohnung und Kleidung; nein, die Cultur von $1\frac{1}{2}$ Millionen unserer Mitbürger, die sich auf der untersten Stufe moralischer und physischer Gesunkenheit befinden, ist unsere Aufgabe geworden.**)

*) Dieselbe Aufgabe stellte bekanntlich die *Académie de Médecine* zu Paris in der Pestfrage an die ägyptische Regierung.

**) Mit Vergnügen citire ich hier einen Satz von de Renzi (*Corrispond. scientif. in Roma.* 1847. *No.* 2.): *Quando il medico vien chiamato alla custodia di un popolo, a studiare la natura de' luoghi e la influenza de' climi, ad appressare le abitudini ed i costumi, l'indole e le passioni, le leggi e la religione; quando è chiamato a seguire le cause di generale distenzione a porre un' argine alla ir-*

Bei anderthalb Millionen kann man nicht erst mit Palliativmitteln anfangen; will man etwas, so mufs man radical sein. Palliative Mittel sind in solchen Fällen kostbarer als radicale: der Staat würde seine Mittel erschöpfen, um einige Kreise in die Höhe zu bringen, und er würde nicht einmal dafür Gewähr leisten können, dafs im Falle neuer Noth seine Mittel ausreichen würden. Es wiederholt sich hier im Kleinen, was wir in Zeiten allgemeiner Noth im Grofsen sehen: die Erhaltung der Staaten wie der einzelnen Staatsangehörigen ist nur durch eine gemeinsame Anstrengung Aller möglich. Will man daher in Oberschlesien einschreiten, so mufs man anfangen, dieses ganze Volk zur Erhebung, zur gemeinschaftlichen Anstrengung aufzustacheln. Bildung, Freiheit und Wohlstand wird ein Volk nie von aufsen her, gewissermaafsen geschenkweise in vollem Maafse erlangen; selbst mufs es erarbeiten, was ihm noth thut.

Das Mittel zur Erregung eines so mächtigen geistigen Aufschwunges, dafs dieses indolente, abgespannte und ermattete Volk selbst seine Wiedergeburt versuchen könne, das einzige Mittel zur Anfachung eines grofsen und nachhaltigen Enthusiasmus in demselben sehe ich in der nationalen Reorganisation Oberschlesiens. Die Oberschlesier sind, wie ich gezeigt habe, Polen ihrer Sprache, ihrer Abstammung, ihren Gewohnheiten nach, wenn auch die übrigen Polen ihr Patois verachten und sie selbst ihre Abstammung, ihre Geschichte vergessen haben. Wir sind aber an dem Punkt in dem Leben der Nationen angelangt, wo die grofse Völkerfamilie der Slaven auf den Schauplatz der Geschichte zu

ruzione de' contagi ed epidemie desolatrici; quando è chiamato a raddrizzare la bilancia della giustizia, a dirigere la spada del magistrato, onde ferire il colpevole e proteggere l'innocente; a fornire cognizioni al legislatore, onde non formi della legge una forza bruta che diriga materialmente come una mandria d'animali gli uomini pel retto sentiero, ma una forza di ragione ed un mezzo di civiltà e di progresso: in questo caso la medicina acquista ancora una novella maestà, e diviene tale potenza ch'è impossibile metterla in materiali rapporti di convenzioni e di premio.

treten berufen und gewillt ist. Ringsum durch die ungeheuren Gauen ihrer Stämme hallt der Ruf des Panslavismus wieder; unbekannte, fast namenlose Geschlechter erheben sich von ihren kaum geographisch gesonderten Sitzen, und die neuen Gedanken nationaler Politik zünden in Geistern, welche die künstlichen Systeme von dem Gleichgewicht der Staaten kalt und unberührt gelassen hatten. Die Zeiten der Territorial-Politik, des National-Proselytismus sind vorüber. Preufsen hat während eines Jahrhunderts Zeit genug gehabt, sein Ungeschick im Germanisiren in Oberschlesien praktisch an den Tag zu legen; seine Versuche mit den Primärschulen sind vollkommen gescheitert. Ein Volk giebt seine nationalen Attribute nicht um ein Leichtes hin; Waffengewalt oder überwiegende Vortheile des Friedens allein können es bestimmen, in einer verhältnifsmäfsig kurzen Zeit die neue Form liebzugewinnen. Diese Vortheile, die Theilnahme an der Culturbewegung eines andern Volks können aber nur einem Volk geboten werden, welches wenigstens die Fähigkeit, in eine solche Culturbewegung einzugehen, schon innerhalb seiner nationalen Schranken erlangt hat; das erste Erfordernifs der Denationalisirung ist ein gewisses Maafs nationaler Entwicklung. Preufsen hat diesen Grundsatz seiner Zeit nicht erkannt. Jetzt ist es zu spät, daran zu denken, Millionen von Menschen zu einer ihnen fremden Sprache, zu der Sprache der „Stummen" (*njemeczki*) zu bekehren, und sollte Preufsen oder Deutschland Oberschlesien noch als ein ihm zugehöriges Land festhalten, so kann es zunächst nur den Versuch wagen, deutschen Geist und deutsche Gesittung durch eine in polnischer Sprache geleitete Erziehung in Oberschlesien heimisch zu machen. Es wäre dann seine Aufgabe, polnische Schulen zu errichten und mit verständigen Lehrern zu besetzen, die nicht das Interesse der katholischen Hierarchie, sondern das allgemein menschliche Interesse wahrzunehmen und geltend zu machen verstünden. Daneben würde es die Sorge der Regierung sein müssen, eine Literatur für die Erwachsenen in ihrer Sprache zu fördern, welche sie über ihre Stellung und ihre Bedürfnisse aufzuklären vermöchte. In einer friedlichen Zeit wäre Oberschlesien auf diesem Wege vielleicht in einigen Jahrzehnten zum grofsen Theil zu germanisiren gewesen, denn es waren keine nationalen Erinnerungen, kein eifersüchtiges Volksbewufstsein zu überwinden; jetzt, wie gesagt, scheint es mir zu spät zu sein. Wie es heifst, hatte Oberschlesien schon auf dem Slavencongrefs in Prag an Purkinje seinen Vertreter gefunden, und wenn die slavische Bewegung trotz alles Widerstandes endlich die Dämme, welche das historische Recht und der Eigennutz des Besitzes ihr entgegenbauen, durchbrochen haben wird, so bezweifle ich, dafs irgend eine Gewalt das Land südlich vom Stober vor der Ueberfluthung wird beschützen können. Deutschland verliert allerdings daran aufser gesegnetem Ackerland prächtige Forsten und wundervolle Bergwerke, also einen Boden voll der gröfsten Reichthümer, allein es wird damit auch eine grofse Sorge los, und gegen den Willen der Bewohner blofs um seines Vortheils halber darauf zu bestehen, wäre sehr inconsequent für eine Nation, welche den Krieg gegen Dänemark um der deutschen Herzogthümer willen unternommen hat. Ueberdiefs kann eine vernünftige auswärtige Politik Deutschland den Mitgenufs jener Schätze in grofsem Maafse sichern. Wollte man endlich die Frage aufwerfen, ob es diesem vernachlässigten und heruntergekommenen Volk zuträglich sein werde, der schützenden und leitenden Hand Deutschlands entbehren zu müssen und als ein Glied in ein ungeordnetes und für lange Unruhen vorbereitetes Staatensystem der Slaven einzutreten, so antworte ich darauf, dafs ich für grofse Uebel nur grofse Heilmittel kenne. Was Arznei nicht heilt, sagt Hippocrates, heilt das Eisen, und was Eisen nicht heilt, das heilt das Feuer. Ich beklage es tief, wenn über die Völker Feuer und Schwert wüthen mufs, um sie zu einer grofsen sittlichen und menschlichen Erhebung zu bringen, allein die Menschheit ist noch nicht auf dem Punkt der Culturgeschichte angelangt, wo das naturwissenschaftliche Gesetz allein ihre Handlungen bestimmt. So grofse Indolenz, wie die oberschlesische, erfordert harte Reizmittel und sie kann darnach unmittelbar in glühenden Fanatismus umschlagen. Dann wird es die Aufgabe grofser Staatsmänner sein, diese Gluth allmählich zu einer milden, aber dauernden und befruchtenden Wärme herabzustimmen. Welches neue Moment dann durch die slavische Völkerfamilie in das europäische Staatsleben hineingebracht werden wird, läfst sich bis jetzt nur ahnen. Die slavische Emigration hat im Auslande die philosophischen Systeme, die socialistischen Theorien, die naturwissenschaftlichen Gesetze mit Eifer studirt und dazu den eigenthümlichen religiösen Mysticismus ihrer glühenden Natur gebracht. Werden diese Gährungs-Elemente in die ungeheure, binnenländische, ackerbauende Nation der Slaven hineingetragen, so kann es nicht ausbleiben, dafs die Blätter der Weltgeschichte sich mit ganz neuen und unerhörten Begebenheiten bedecken werden.

Mögen aber die Würfel fallen, wie sie wollen, mag Oberschlesien einem deutschen oder slavischen Staatensystem zufallen, immer wird es die Aufgabe einer vernünftigen und volksthümlichen Regierung sein, das Volk zu bilden und nicht blofs äufserlich, sondern noch mehr innerlich frei zu machen. Freiheit ohne Bildung bringt Anarchie, Bildung ohne Freiheit Revolution. V o l k s u n t e r r i c h t auf der breitesten Grundlage, insbesondere durch vernünftige Primär-, Gewerbe- und Ackerbauschulen, durch Volksbücher und volksthümliche Zeitschriften auf der einen Seite; F r e i h e i t in der gröfsten Ausdehnung, insbesondere vollkommene Freiheit des Gemeindelebens auf der andern Seite — sind die ersten Forderungen, welche diesem Volk unverzüglich gewährt werden müssen. Alles Bevormunden und künstliche Schematisiren hilft hier nichts mehr. Allerdings steht es dahin, was mit der jetzigen Generation der Erwachsenen zu machen sein wird, aber gerade deshalb zögere man keinen Augenblick, das heranwachsende Geschlecht möglichst schnell für die Segnungen der Cultur fähig zu machen. Der Tod hat fürchterlich unter den Erwachsenen gewüthet; viele Waisen sind da, vollkommen losgelöst von den Fesseln, welche der Zustand der Familie ihnen angelegt haben würde. Halte man sich also an diese, organisire man die Waisenhäuser, bilde man diese Kinder und entlasse sie später unter die übrige Bevölkerung als Apostel einer neuen Zeit. Ich weifs wohl, dafs man das Gegentheil im Sinn gehabt hat, dafs man so bald als möglich diese Anstalten wieder auflösen wollte, um der grofsen Last ledig zu werden, allein ich würde diefs für das gröfste Unheil erachten, das man begehen könnte. Noch hat man ganz freie Hand, noch kann man mit diesen Kindern Alles ausrichten, was man will, und die Gelegenheit kommt (hoffentlich) so bald nicht wieder. Daher bewahre man vor allen Dingen die Waisenhäuser als Seminarien der Gesittung und Bildung. Will und kann man radical sein, so erziehe man diese Kinder geradezu zu Volksschullehrern für neue und bessere Schulanstalten. Kinder des Volks, aber durch ein tragisches Geschick von der Vergangenheit des Volkes abgelöst, frei und ungehindert in ihrer Bewegung, werden sie mehr, als jeder andere, befähigt sein, der neuen Stellung zu genügen. Die absolute Trennung der Schule von der Kirche, so nothwendig sie überall ist, ist es doch nirgend mehr als in Oberschlesien. Der religiöse Zwang, die krasse Bigotterie, die Richtung auf das Transcendentale sind die natürlichen Feinde der Freiheit und Selbstständigkeit, und in Oberschlesien haben sie Früchte getragen, so herb wie nirgend. Soll die Schule irgend gedeihen, so mufs sie ganz und ohne Rückhalt dem Clerus entzogen werden und an die Stelle pfäffischer Ueberlieferung ein freisinniger Unterricht treten, dessen Grundlage die positive Naturanschauung bildet. Lehre man die grofsen Gesetze der Natur, zeige man ihre ewige Gültigkeit in der Vergangenheit und Gegenwart an der Entwicklungsgeschichte der Weltkörper und der belebten Wesen, insonderheit der Menschheit, und man wird damit jene praktische und obwohl materielle, so doch wahrhaft erhebende und sittlich bildende Anschauung erzeugen, welche allein geeignet ist, die Gesellschaft in ihren privaten, bürgerlichen und staatlichen Beziehungen zu den festen und vernünftigen Principien zu leiten, welche das Wohl Aller durch die Begründung des Wohles jedes Einzelnen möglich machen. Jedermann wird dann einsehen lernen, dafs jeder gleiches Recht, aber defshalb auch gleiche Pflicht hat, und diese naturwissenschaftliche Einsicht wird vollkommen genügen, das dogmatische Flitterwerk zu ersetzen, durch welches man die allgemeinen Grundsätze der Moral, der Humanität, der eigentlichen Philosophie bei dem ungebildeten Theil der Menschen zu unterstützen gesucht hat.

Aus dem Princip der Rechtsgleichheit folgt unmittelbar die Forderung der Selbstregierung in Staat und Gemeinde. Denen, welche immer meinen, man müsse das Volk erst bilden, bis man erkenne, dafs es zu einem bestimmten Maafs von Freiheit „reif" sei, entgegne ich, dafs die Geschichte immer das Gegentheil gezeigt hat. Vor der Umwälzung ist das Volk immer unreif erschienen; unmittelbar nach derselben war es immer reif. Gingen aus der Umwälzung künstliche und verschrobene Staatsformen, dialektisch schwierige Rechtsgrundsätze hervor, so war das Volk mit einem Mal wieder unreif. Bringt man aber die einfachen und natürlichen Gesetze, die unmittelbaren Ergebnisse des Studiums der menschlichen Natur, zur Geltung, so wird der gesunde Sinn des Volks sie fassen und schnell handhaben lernen, und nur dann wird es im Stande sein, sich selbst zu helfen. Was soll uns jener abgetretene und erkünstelte Formalismus der constitutionellen Staaten? Hat die belgische, die englische Constitution es gehindert, dafs das Volk in Flandern, in Irland und Schottland gleich dem oberschlesischen zu Tausenden durch Hungersnoth und Seuche gefallen ist? In einer freien Demokratie mit allgemeiner Selbstregierung sind solche Ereignisse unmöglich. Die Erde bringt viel mehr Nahrung hervor, als die Menschen verbrauchen; das Interesse der Menschheit erfordert es keinesweges, dafs durch eine unsinnige Aufhäufung von Capital und Grundbesitz in den Händen Einzelner die Production in Kanäle abgeleitet wird, welche den Gewinn immer wieder in dieselben Hände zurückfliefsen lassen. Der Constitutionalismus wird diese Verhältnisse nie brechen, denn da er selbst eine

Lüge, entweder eine Concession an das Vorurtheil, oder eine Transaction mit dem (historischen) Unrecht ist, so kann er auch nie wahrhaft die Consequenzen des Princips der allgemeinen Rechtsgleichheit ziehen. Daher beharre ich auf dem Satz, den ich an die Spitze gestellt habe: freie und umumschränkte Demokratie.

Bekommen wir so ein gebildetes und freies Volk, so ist kein Zweifel, dafs es allmählich auch ein wohlhabendes werden wird. Wir wollen gar nicht davon reden, dafs dasselbe durch eine natürliche und volksthümliche Politik bald dahin kommen wird, den internationalen Verkehr seinem Interesse gemäfs zu gestalten und die Executivgewalt zu hindern, durch Unwissenheit oder Vorurtheil, wie sie das preufsische Gouvernement nur zu oft gezeigt hat, Maafsregeln auszuführen, welche ganze Industriezweige plötzlich zu Grunde richten. Aber ich will hervorheben, dafs ein solches Volk durch ein gerechtes und direktes Besteuerungssystem und durch die Aufhebung aller Vorrechte und speciellen (feudalen etc.) Lasten den ärmeren Klassen die Möglichkeit gewähren wird, seinen Erwerb für sich selbst zu verwerthen und einen Genufs von seiner Arbeit zu erlangen. Die Erleichterung, welche dadurch herbeigeführt wird, mufs an und für sich schon ausreichen, um einen gewissen Wohlstand zu begründen. Hat doch die Aufhebung der Robotlasten allein auf dem linken Oder-Ufer genügt, der Bevölkerung innerhalb eines Decenniums über die gefährliche Uebergangsperiode von dem unfreien zu dem (bedingt) freien Zustande hinweg und zu einer mäfsigen Wohlhabenheit zu verhelfen; um wie viel mehr wird diefs der Fall sein, wenn eine vollständige Aufhebung der Feudallasten und eine gerechte und mäfsige Einkommensteuer dazu kommen.

Ich bin indefs nicht der Meinung, dafs diese Maafsregeln allein auf die Länge für eine immer steigende Bevölkerung genügen. Nachhaltigere und sicherere Mittel müssen gefunden werden, um eine gröfsere Regsamkeit der Arbeitskräfte zu entwickeln und zu unterhalten. Ich verlange nicht, dafs der

Staat als Arbeitgeber die Organisation der Arbeit in die Hand nehmen und damit ein neues Moment der Unfreiheit und Abhängigkeit der Einzelnen begründen sollte, allein ich bin der Ansicht, dafs die Gesetzgebung und die Regierung die Verpflichtung haben, vernünftige Einrichtungen einzuleiten, welche den Verkehr erleichtern, durch Vermehrung der Cirkulation des Geldes das Einkommen der Einzelnen steigern und dem Arbeiter nicht blofs die Existenz, sondern auch die Möglichkeit, durch Arbeit seine Existenz selbst zu begründen, verbürgen. Eine vernünftige Staatsverfassung mufs das Recht des Einzelnen auf eine gesundheitsgemäfse Existenz unzweifelhaft feststellen; der Executivgewalt bleibt es überlassen, durch Vereinbarung mit der Association der einzelnen Klassen von Staatsangehörigen, von Existenzberechtigten die Mittel und Wege, dieses Recht auch wirksam zu machen, aufzufinden.

Ein sehr naheliegendes und daher selbst von den Behörden des alten Regiments anerkanntes Bedürfnifs für die Kreise war der Strafsenbau. In einer Gegend, wo ein so reger Verkehr durch das Verfahren der bergmännischen und Ackerbau-Produckte stattfindet, sind gute Wege eine Lebensbedingung und ihre Ausführung war um so dringender, als zwei Eisenbahnen und zwei grofse schiffbare Ströme, die eine bedeutende Ausfuhr sicher stellten, trotz ihrer Nähe zu Zeiten kaum zu erreichen waren. Und nicht blofs Chausseen in den Hauptrichtungen, sondern auch gute Vicinalwege versprachen einen vollkommen rentirenden Ertrag. Waren auf den Bau selbst grofse Capitalien zu verwenden, so durfte man doch nicht davor zurückschrecken, da man sie nirgends günstiger anlegen konnte. Schon die Beschäftigung zahlreicher Arbeiter bei dem Bau war eine unendliche Hülfe, welche man der Gegend gewährte, denn indem man eine Menge Geld ausgab, so bahnte man damit jene Steigerung der Circulation an, ohne welche ein Volk nicht als ein wohlhabendes bestehen kann.

Die nächste Aufgabe ist die Verbesserung des Ackerbau's, der Gartencultur und der Viehzucht. Allerdings steht es zu erwarten, dafs eine Steigerung der Bildung und eine Erleichterung des Verkehrs von selbst eine Verbesserung dieser Culturzweige nach sich ziehen wird, allein zweckmäfsig und für die Staatskasse einträglich würde es jedenfalls sein, wenn man diese langsame, allmähliche und freiwillige Entwickelung nicht erst abwartete. Ackerbauschulen sind erst der kommenden Generation nützlich und die grofse Menge der kleinen Besitzer würde dadurch nur wenig gefördert werden. Diesen kann man nur durch populäre Unterweisung, durch Einführung besserer Nahrungspflanzen und Hausthiere, durch Prämien zur Ermunterung des Fleifses zu Hülfe kommen. Man mufs diesem Volk begreiflich machen, dafs es bei dem ausschliefslichen Kartoffelbau ähnlichen Mifserndten immer ausgesetzt sei und dafs nur eine gewisse Abwechselung und Mannichfaltigkeit der Früchte sie vor einem totalen Mifswachs bewahren könne. Der Anbau von Mais, von Hülsenfrüchten, von Gartengewächsen, von Obst in einer gröfseren Ausdehnung könnte ihnen schon eine viel gröfsere Garantie des Ertrages geben; das Zusammentreten der Gemeinden zur Regulirung des Laufes der Ströme und Bäche, zur Entwässerung der Wiesen und Moore, zur Ueberrieselung etc. konnte ihnen, abgesehen von den hygienischen Vortheilen die Mittel zur Unterhaltung eines gröfseren Viehstandes gewähren; die Verbesserung der Racen der Hausthiere konnte ohne grofse Kosten erzielt werden. In gewöhnlichen Zeiten würde die Einführung solcher Neuerungen, zu denen Verbesserungen in den Ackergeräthschaften, Unterweisung in der Lehre eines rationellen und erfahrungsgemäfs richtigen Fruchtwechsels hinzukommen konnten, bei der Zähigkeit, mit der das Landvolk überall am Alten hängt, viele Schwierigkeiten gehabt haben, obwohl ich meine, dafs sich diese Schwierigkeiten hätten überwinden lassen, wie es z. B. durch die Separation überall geschehen ist. Jetzt, wo das Volk wie eine Tabula rasa daliegt, kann man daran denken, es bildsam zu machen und es zu einer Cultur vorzubereiten, wie die Erfahrungen unserer Zeit sie fordern. Die Beispiele, die ihm jetzt vorliegen, helfen nichts, denn da sie nur von den gröfseren Grundbesitzern ausgehen, so meinen die kleinen Leute, dafs nur grofse Mittel die Ausführung zulassen; erst dann, wenn unter ihnen selbst einige anfangen, von den neuen Erfahrungen mit Erfolg Gebrauch zu machen, ist auf eine allgemeine Nachahmung zu rechnen. Bleibt endlich auch dann noch, bei einer allgemein vernünftigen Bebauung des Ackers, die Gefahr eines allgemeinen Mifswachses der Nahrungspflanzen übrig, so versteht es sich von selbst, dafs die Staatsregierung die Verpflichtung hat, grofse Vorrathshäuser zu unterhalten, in denen sie einen Theil des Ueberschusses aus gesegneten Jahren aufbewahrt oder die sie durch zeitige Zufuhr aus andern Ländern füllt. Die kleine Schweiz, welche nie so viel producirt, als ihr Verbrauch beträgt, kann in dieser Hinsicht das zweckmäfsigste Beispiel einer verständigen Staatswirthschaft liefern.

Der Staat mufs aber noch mehr thun, ohne dadurch der freien Selbstbestimmung zu nahe zu treten. In einer Gegend, welche so reich an Arbeitskräften ist, (denn die jetzt so geschwächte Kraft der Einzelnen wird sich bald wieder heben lassen), wo die Löhne so gering und durch den Reichthum des Bodens an Kohlen und Metallen eine so unversiegbare Quelle der Thätigkeit gegeben ist, müssen Fabrikanlagen besonders gut rentiren. Es ist aber natürlich, dafs Fabriken, welche mit den bestehenden concurriren sollen, nur durch den Staat, durch die Geldaristokratie oder durch Gesellschaften gegründet werden können. Die Ausbeutung ungeschmälert der Geldaristokratie zu überlassen, wäre thöricht, da man gerade dadurch den faulen Fleck immer vergröfsert, welcher die sociale Bewegung unserer Tage bedingt. Gesellschaften kleinerer Besitzender sind ganz zweckmäfsig, aber es liegt kein Grund vor, diese noch besonders durch Gesetze oder Staatsmittel zu unterstützen. Der Staat als solcher darf gleichfalls nie dauernd Arbeitgeber sein, da diefs allmählich zu einer neuen Despotie, zu einer Knechtung aller Einzelnen in noch härtere Bande, als die bisherigen führen würde. Nothwendig und wünschenswerth ist hauptsächlich die Association der Bestzlosen, damit sie durch diese Association in die Reihe der Geniefsenden eintreten können, damit die Menschen einmal aufhören, blofse Maschinen Anderer zu sein. Alle Welt weifs, dafs das Proletariat unserer Zeit hauptsächlich durch die Einführung und Verbesserung der Maschinen bedingt worden ist, dafs in dem Maafse, als der Ackerbau, die Fabrikation, die Schifffahrt und der Strafsenverkehr durch die Vervollkommnung der Geräthschaften eine nie geahnte Ausdehnung erlangt haben, die Menschenkraft alle Autonomie verloren hat und als ein Glied, als ein zwar lebendiges, aber todtem Werth äquivalentes Glied in den Maschinenbetrieb eingetreten ist. Die Menschen gelten nur noch als Hände! Soll aber das der Sinn der Maschinen in der Culturgeschichte der Völker sein? Sollen die Triumphe des menschlichen Genie's zu weiter nichts dienen, als das Menschengeschlecht elend zu machen? Gewifs nicht. Unser Jahrhundert beginnt das sociale Zeitalter und der Gegenstand seiner Thätigkeit kann kein anderer sein, als das .Maschinenmäfsige der menschlichen Beschäftigung, dasjenige was die Menschen am meisten an den Boden, an das Grobstoffliche fesselt und von der feineren Bewegung der Materie abzieht, auf das geringste mögliche Maafs zurückzuführen. Der Mensch soll nur soviel arbeiten, als nothwendig ist, um dem Boden, dem groben Stoff soviel abzuringen, als zur behaglichen Existenz des ganzen Geschlechts nothwendig ist, aber er soll nicht seine besten Kräfte verschleudern, um Capital zu machen. Capital ist Anweisung auf Genufs; wozu aber diese Anweisung in einem Grade steigern, der alle Grenzen überschreitet? Steigere man den Genufs, aber nicht die blofse, todte und kalte Möglichkeit desselben, die aufserdem nicht einmal eine im Vergleich zu dem Capital constante, sondern eine unendlich schwankende und unsichere ist. Schon hat die französische Republik diesen Grundsatz in dem Motto der Brüderlichkeit anerkannt, und es scheint, als wolle sie trotz aller Stärke der alten Bourgeoisie sich anschicken, ihm durch die Association auch Verwirklichung zu verschaffen.

In der That ist die Association der besitzlosen Arbeit mit dem Capital des Staats oder der Geldaristokratie oder der vielen kleinen Besitzer das einzige Mittel, um den socialen Zustand zu bessern. Capital und Arbeitskraft müssen mindestens gleichberechtigt sein und es darf nicht mehr die lebendige Kraft dem todten Capital unterwürfig sein. Eine Association beider ist aber in der dreifachen angegebenen Weise möglich und kann auf jedem dieser Wege segensreich werden. In jedem Falle mufs dann der Arbeiter bethätigt sein an dem Ertrage des Ganzen, und da er aufserdem durch die Verminderung der Steuerlast und das gröfsere Maafs von Bildung, welches ihm zufallen mufs, in eine glücklichere Lage gebracht wird, so kann er durch eine solche Betheiligung an den grofsen Unternehmungen der Industrie, durch das Gewicht, welches die Vereinigung der Kraft giebt, bald ein befriedigendes Maafs an Genufs sich verschaffen. Versteht sich der Staat dazu, mit seinem Capital in eine solche Association einzutreten, so darf diefs doch nur unter der Voraussetzung geschehen, dafs durch diesen Eintritt der Industrie neue Wege oder neue Räumlichkeiten eröffnet werden; niemals darf der Staat dauernd an Industrie-Unternehmungen sich betheiligen, welche, da sie in unserer Zeit immer auf Concurrenz hinauslaufen, ihn in Gegensatz zu einem Theile der Staatsangehörigen, das Ganze in Opposition zu einem Theil bringen würden. Ist das Geschäft eingeleitet und im Gange, so mufs der Staat sich davon zurückziehen und dasselbe entweder der Association der Arbeiter allein, oder in Verbindung mit Geldmännern überlassen. Auf diese Weise vermag die gröfsere Einsicht, welche gute Staatsbeamten durch ihre Detailkenntnifs des Landes und seiner Bedürfnisse, sowie durch die gröfsere Leichtigkeit, mit der sie die Intelligenz zu Hülfe ziehen können, besitzen müssen, den Nationalreichthum zu steigern und das Wohlsein der einzelnen Staatsangehörigen zu sichern; auf diese Weise kann man daran denken, einen Zustand anzubahnen, wo die Menschen nicht blofs arbeiten, um sich Nahrung, Kleidung und Wohnung zu verschaffen, sondern wo die Arbeit ihnen zugleich als eine nützliche Muskelanstrengung dient, von der sie sich nur abwenden, um die andere Hälfte des Tages auf die Bildung des Geistes zu verwenden. —

Das sind die radicalen Mittel, welche ich für Oberschlesien als Remedien für die Wiederkehr einer Hungersnoth und einer grofsen Typhusepidemie vorzuschlagen habe. Mögen die darüber lächeln, welche nicht im Stande sind, sich zu erhabenen Standpunkten in der Culturgeschichte aufzuschwingen; die ernsten und klaren Köpfe, welche ihre Zeit zu erkennen vermögen, werden mir beistimmen. Manche aber, welche anerkennen, dafs eine gründliche Heilung nur auf diesem Wege möglich ist, mögen mir einwenden, dafs es zu lange dauern würde, ehe man einen solchen Zustand anbahnen könne. Diesen entgegne ich, dafs, wenn einmal die jetzige Epidemie vollkommen abgelaufen sein wird, ihre Wiederkehr in kurzer Zeit nicht zu erwarten steht. Davidson (l. c. pag. 93) hat mit grofser Umsicht gezeigt, dafs, weil im Allgemeinen Typhus nur einmal dasselbe Individuum befällt, nach einer gewissen Dauer einer Epidemie alle empfänglichen Körper durchseucht sein müssen und die Epidemie von selbst erlischt. Er erklärt daraus die Erfahrung, dafs auch in grofsen Städten selbst eine heftige Typhus-Epidemie selten länger als zwei Jahre dauert, und auf dieselbe niemals vor Ablauf mehrerer Jahre eine neue folgt. In grofsen Städten, deren Bevölkerung sich durch Zuzug neuer Personen von aufsen her in starker Progression mehrt, kann daher unter günstigen Aufsenverhältnissen eine Wiederkehr verhältnifsmäfsig schnell erfolgen; auf dem Lande dagegen, wo alle Zunahme der Bevölkerung nur durch neue Geburten geschieht, ja viele der Erwachsenen sich den Städten zuwenden, wird immer ein verhältnifsmäfsig langer Zwischenraum zwischen zwei Epidemien liegen. Möge man daher den bevorstehenden Zwischenraum benutzen, um ein schönes und reiches Land, das bisher zur Schande der Regierung von armseligen und verwahrlosten Menschen bewohnt wurde, durch freisinnige und volksthümliche Einrichtungen vor der Wiederkehr solcher Schreckensscenen zu bewahren. —

Inhalt.

FSC
www.fsc.org
MIX
Papier | Fördert
gute Waldnutzung
FSC® C083411

Zeitfracht Medien GmbH
Ferdinand-Jühlke-Straße 7
99095 Erfurt, Deutschland
produktsicherheit@kolibri360.de